順勢療法治療學
HOMEOPATHIC THERAPEUTICS

共同協議與治療基準
Frameworks and Protocols

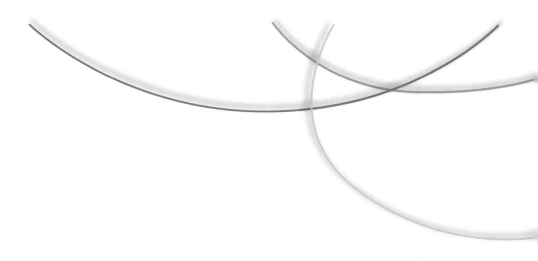

Jacques BOULET, MD • Antoine DEMONCEAUX, MD

Fabienne DONNER, MD • Yves LÉVÊQUE, MD   合著

林元郁醫師、苑芝珊醫師、鄭素珠醫師
陸昱成醫師、蔡幸文醫師   合譯

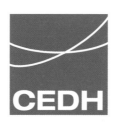

前言

◎什麼是治療的基準及共同的協議？
◎在順勢療法裡，有沒有這樣的基準及協議？
◎這樣的基準有沒有任何限制？

共同協議、治療基準、還是祕方？

　　一如在英國皇家法院般，在藥物界內「共同協議」此一字比「治療基準」或是「祕方」更有價值。「共同協議」指的是經過時間及同儕經驗於可以勝任的機構內所共同驗證過的，在現世代內，就是經由隨機分配試驗的數據證明醫學所得來的結果；此外，「治療基準」就是指較簡單，有時是指將醫學治療方針簡化來看的說法；最後，「祕方」此一字就如同烹飪上的用法，提醒我們一些如何做，或是有些醫生會在研討會後或是持續教育訓練後祕密地交換的「訣竅」。

　　實際上來說，讓我們承認並非是用哪個字有所差異，而是這些協議、治療基準、祕方的起源或是其作者讓它們可資信賴並且有其品質。那些偉大名廚的祖傳祕方跟學校餐廳的食譜完全沒有任何相似的地方，就像一幅複雜有架構的名畫，不能跟隨便畫在桌布上的塗鴉來相比較一般。再說到一些共同協議，有些經過時間的洗禮會存留下來、不可撼動；有些則是消失或是相反的完全否認之前的協議。證據有時也並非永

遠都成立。

　　就定義來看，共同協議是規則和公式的總集，然而治療基準就是實際使用的簡單標準。

　　兩者對醫生而言都是有用的，而且沒有一種病症可以脫離這樣的範疇：

◎不論是針對劑量、使用頻率、或是治療時間長短的規定等，比方說使用抗生素時。

◎或併用不同藥物或治療，一如在癌症的治療上。

◎或當要從不同藥理學的藥物做選擇，比如說在治療高血壓時。

這些治療協議及基準都是從以下驗證得來的：

◎隨機分配臨床試驗（實証醫學）。

◎或是臨床操作及經驗，換句話說，就是專業共識。

藥物的基準可以被使用在順勢醫學上嗎？

　　除了一些已具有的臨床試驗外，在順勢醫學的領域裡，專業的共識是超越實証醫學（EBM）的。

◎順勢醫學一開始是根據實驗及臨床觀察而來的，這些也都是導致我們會繼續加強知識及專業的因素。

◎也是因為經驗及臨床觀察讓我們確認在有些病理狀況下，如果看到相同的臨床症兆跟某種藥物所產生的症兆相似，也可以寫出我們自己的治療協議及基準。

因為順勢治療強調將病人個人化的反應納入考量（個人化治療），所以要提出藥物的治療基準可以成立，唯有：

◎我們有因為經驗而得來的堅定確信；

◎我們可以清楚界定此過程的限制。

第一個確信

每一個本書所選擇的臨床例子所碰到的問題都可以經由順勢醫學來解讀。比如說在耳鼻喉科的例子裡，順勢醫學可以降低抗生素的使用。

第二個確信

由順勢醫生累積的臨床狀況經驗，我們可以看到許多症狀在多人身上都非常類似，而且所開的藥物差異也是非常些微。因此，順勢療法的治療基準在這些藥物上就可以被建立起來。

第三個確信

所有的醫生可以使用這些治療基準而不需要改變他們日常的臨床操作及開藥方式，症狀診斷方式與一般無異。

因此，這本書內所提到的每一個狀況，我們會先列出來使用順勢醫學的原因，在一些特別的狀況下可能帶來怎樣結果的答案。我們也會提供一個建議的「工具箱」，或是我們覺得有效的一些順勢的藥物清單，可能可以讓一些人在這有限的臨床案例內得到有用的資訊。

有些例子和治療基準在本書內會完整呈現，而他們的限制則會有系統的紀錄著。

這些治療基準的限制是什麼？

這些藥物治療基準只可以被使用於一些臨床狀況下。

這些基準無法取代執行順勢醫學時所根據病人及疾病狀況的完整觀察，特別是病人有特殊狀況及個人反應的情形產生時。

在這樣的情形下，臨床的觀察就無法使用簡單或是疾病分類學的方式來看待疾病、或是給個診斷，這時除了必須將疾病下診斷外，也需要考量所有病人的疾病特徵、病史及完整詳細的問診方式。

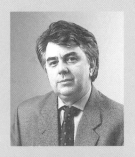

Dr. Jacques BOULET 傑克‧布雷醫師

現任法國CEDH順勢療法學院校長

寫於2007年5月

注意事項

順勢療法治療學—共同協議與治療基準是要使臨床醫師在閱讀本書後，明瞭如何使用順勢療法製劑。爲了要更加簡明與實用，作者使用了一些特別的呈現方式來解說順勢製劑以及使用劑量。

1. 工具箱（Tool-box）：是簡明扼要同時也是完整的指引，就像是學習DIY，醫師們在開始使用順勢療法時，需要基本的工具來面對特殊的狀況。對於每一種病況，本書作者選擇了最爲安全也較易看到療效成果的製劑，適合於初學者。

2. 劑量（Dosage）：對於每一種疾病，本書作者依據平日順勢療法的診療，提出了適合的治療基準以及劑量。有經驗的順勢療法醫師也許會有不同的或是更有彈性的治療方式，而這需要對於疾病有更廣泛的知識。

在本書裡，不僅只提到急性或偶發性疾病，針對許多復發性的疾病，像是：細支氣管炎、喉嚨疼痛、良性夏季日光疹等等，作者均提出了許多順勢療法製劑，足以當作治療基準與共同協議用藥。本書並不認爲慢性疾病的治療能夠標準化或是簡易化，但作者所提出的方式的確能夠讓臨床醫師使用順勢療法時，在等待給予順勢療法個人化的慢性病治療處方之際，得以先使用本書所提之製劑，減少疾病復發次數或是減輕疾病復發時的嚴重度。

推薦序 I

　　時常有人問我，一個受過正統醫學教育且已行醫超過30年的醫師，為何走入另類醫學領域？說真的，就是因為接受正統醫學教育，又行醫將近35年，才深切感受到現代醫學的一些盲點與無助。

　　大多數人完全沒聽說過「順勢療法」，即使聽說了，也不見得相信，更何況順勢藥物不包含在「健保」給付之內，能接受的就更少了。記得有1次，我搭乘捷運去上課途中，巧遇一位台大學弟，他是有名的臨床藥理教授，聽到我在上「順勢療法」，馬上就說「placebo effect」（安慰劑效應）。更有一次參加大學同學會，有位同學說我「不務正業」，我只能笑笑，何謂「正業」？我是領有正式執照的醫師，而我有更多更好又無害的方法來幫助我的病人，有何不可？

　　我在十幾年前開始接觸量子醫學，量子醫學所用的理論基礎，一部分是類似順勢療法的「訊息醫學」。因此對於順勢療法早有所聞，只是一直找不到好的學習機會，只能自己看書慢慢摸索。一直到楊先生引進法國Boiron大藥廠的順勢糖球，更重要的是引進一系列的教育課程，讓我們很有條理地學到古典順勢療法，更能得心應手地診斷與運用。

　　順勢療法，英文是homeopathy，這個字源自希臘文，「Homoios」意思是「相似」，「pathos」意思為「疾病、病症」。順勢療法在歐洲已發展超過200年，最初是1796年德國醫師山姆・哈尼曼（Samuel Hahnemann）在實驗金雞納樹皮（奎寧）藥物時，所發現的一種新的治療理論。金雞納樹皮是被廣泛的用來治療瘧疾的藥物，在實

驗過程中他發現金雞納樹皮可以讓健康的人產生和瘧疾相似的症狀，可是當給予瘧疾病人時則可改善其症狀並達到治療的效果。因此，他提出一個假設，金雞納樹皮可以治癒瘧疾，是否因為金雞納樹皮可以讓人體產生和瘧疾相同的症狀，反而刺激人體本身的復原能力？他進行了一連串的實驗，發現了以相似治療相似的「相似法則」，也就是治療時，若使用在健康人身上產生出與病人相似症狀的藥物，就可使病人痊癒。這種強調引導活化人體自然修復能力，非壓抑症狀的醫療方法就是順勢療法。當時在歐洲利用此順勢法將許多嚴重之疾病如黃熱（yellow fever）病、猩紅熱（scarlet fever）、霍亂（cholera）等傳染病成功的控制，因此，在當時的歐洲與美國皆相當流行此種療法。但是隨著抗生素的大量使用，順勢療法逐漸沒落而為人們所淡忘。然而自1980年代起，順勢療法又在歐洲及美國受到醫生及病人對它的重視，並燃起興趣與希望。

順勢醫療法除了「相似法則」外，哈尼曼醫師在使用順勢療法時發現藥物在連續稀釋並搖晃後，可增強其治療效果。這是透過減少藥物的劑量來降低副作用，然後經過震盪保留原本藥效的概念。因為物質經過了無窮稀釋（很多次的百倍稀釋CH），所以幾乎已不存在，所可能產生的副作用及毒害也趨近於零，但因為每1次的稀釋均透過震盪保留藥物原本的能量，所以藥效還是存在。就因為其無副作用及毒性，不會產生藥物上癮的問題、亦不會產生抗藥性。簡單來說，順勢療法的治療機理是通過少量藥劑激發人體既有的自癒能力來治療疾病，醫生在治療時必須綜合判斷病人整體症狀，給予最適當的藥物，因此順勢醫學又被稱之為「完全醫學（全方位、整體）」，而順勢療法則被稱之為「整體療法」。

順勢療法開始較不易入門，一些理論基礎與我們原有的知識大不相同。要不是親身體會，很難想像這樣小小的幾粒糖球（幾乎沒有藥的藥，由10^{-10}～10^{-60}，甚至更稀），居然能夠產生效用。難怪有人說是安慰劑效應，但是它所產生的療效，卻又是讓人驚嘆的。

順勢療法絕對安全，沒有化學藥物的副作用，他是依症狀給予藥物，不一定需要診斷與病名。它可以單獨使用也可以合併西藥使用，以縮短病程，減輕病人的痛苦。因為順勢藥物不是直接殺死病毒或細菌，而是激發病人本身的免疫系統及自癒能力，因而治癒疾病。這有點類似中醫的「固本培元」，所以甚至在抗生素無效或過敏時，仍然可以使用。不會產生抗藥性。曾經有位小學一年級的小女生，暑假去學游泳後，開始陰部有黃綠色的分泌物，看了幾位婦產科醫師，幾個月後仍然沒有進展，想不到我這位小兒科醫生，居然在一、二個星期內就用順勢療法治癒這難纏的症狀。

順勢療法有些藥物是現行對抗療法所缺乏的。譬如Arnica之於創傷，Hypericum之於神經性損傷，甚至很棘手的反覆皰疹發作，或是過敏、氣喘、異位性皮膚炎、口腔潰爛等等，順勢藥物都能產生顯著的療效。順勢療法甚至可以用於情緒的改善、預防疾病的發生、幫助身體用於排毒。對我這個小兒科醫師來說，最大的好處在於「好吃」，因為是糖球的緣故，小朋友們會主動要吃藥甚至偷吃（即使偷吃，也不會有害），不必忍受灌藥的痛苦，多好！

說了這麼多順勢療法的好處，躍躍欲試？可是當你看到厚厚一大本藥典時，好頭大！其實，順勢療法剛開始時最難入門，面對著一堆藥物，要選擇哪一種？有何症狀？藥物的特性為何？那麼多藥，又那麼相似，時常無法下手。因此，對一些時常見到的疾病，由一般的感冒、中

耳炎、消化不良、青春痘、皰疹、更年期障礙，甚至睡眠障礙等等，這本書告訴我們為何選擇順勢療法的原因、好處，應該注意的事項、以及順勢療法對這種疾病的限制；同時在編寫上，把一般常用的藥物以及其特性詳列出來，再輔以臨床實例，甚至列舉簡明扼要的規則，提供給初學者實用的初步指南，容易上手，也使得治療者有信心更進一步深入學習。畢竟順勢療法最厲害的地方除了緩解急性病的痛苦，更在慢性病的治療以及改善體質的部分。那是正統醫學所沒有的，也是最吸引人的地方。

過去西方國家醫療的主流是利用相反或抑制作用來治療疾病，例如發燒就用退燒藥、高血壓就用降血壓藥等等，所以又稱對抗療法。抗生素的發明，一開始雖對感染性疾病有抑制作用，但因為抗生素的使用不當，也使得細菌產生了多種抗藥性，亦使得藥物劑量的使用愈來愈重，卻愈難治癒疾病。因此順勢療法的特質，不失為解決目前困境的一個好方法，並能達到迅速有效無害的臨床治療效果，美國FDA及歐盟皆已承認此種治療方法，並將其納入規範中。順勢醫療是較安全無害的治療方法，如果透過仔細的問診和症狀觀察，再給予適當的處方及治療，可以緩解病痛之苦，並進一步治癒疾病的。本書是非常好的順勢療法入門書，希望透過本書，能讓接觸者很快了解順勢藥物的使用方法，靈活運用。

鄭素珠 醫師
寫於2009年3月

推薦序 II

　　有機會參與翻譯這本非常實用的順勢療法手冊，我感到十分榮幸。
這是一本不但內容明確、有條理、簡單、更是非常容易理解的書籍，醫
師臨床中所常見的一些病症，在這本書中都可得到適用的處方。

　　我自童年即隨家人赴法國巴黎居住，因而我是在完整法文教育環境
中成長的。當我於巴黎大學醫學院畢業後，還在準備國家博士論文的時
候，我曾考慮報名參加順勢療法課程，但那時由於渴望祖國文化，所以
決定報名針灸課程。當我回到我出生地台灣時，曾拜師於三位國內之針
灸名師，學習針灸臨床技術以及經驗，爾後沒想到真的會在台灣成家立
業定居下來。

　　這裡雖然是我的生地，但是在沒有任何醫學院老師輩的指引、沒有
同學更沒有學長的商討下，使得我曾感覺到無法融入到任何醫療團隊。
當任職公保大樓聯合門診心臟內科特約醫師時，就曾經感到難以適應國
內看病的速度與人數，因為門診病患總是相當多，以法國醫學院訓練出
來的醫生必須為每名病人花至少20分鐘的問診、診察、治療解說及生
活習慣調整之叮嚀等，恐怕一個早晨只能看完幾位病患，效率同時會顯
得很差。雖然是在心臟內科門診，但是我仍會考慮某位病患的血壓不穩
定是否與消化道疾病或精神緊張有關，然後在詳細診察之後再確認是否
要開立相關藥品，我覺得這比快速開立可立即降血壓的藥物會帶給病患
更好的療效。直到我任教於中國醫藥學院中醫研究所時，我才開始了解

在台灣醫學院的系統與法國醫學院的訓練不同的地方。我曾聽過患者描述自己因胸痛掛號於心臟科的某教學醫院知名教授，在門診外等了四小時後輪到看診時，卻只得到教授問診兩分鐘的時間，而且還被指責症狀屬於別科，所以掛錯了科。當時，我覺得台灣的病人為什麼得自我判斷症狀屬於那一科？在法國，要看到某科專家沒有那麼容易，病人必須經過其家庭醫師的評估後，認定確定需要時才由家庭醫師進行轉診，掛號到專科醫師門診，醫院內的專科門診是不接受病患自行前往掛號的。種種的疑問使我鼓起勇氣決定自己開業，實現我的理想，也就是不要把病人分成多塊處理而視病人為一整體加以看診與治療。

在三年前，藉由台南市胡醫師的引荐得以出席順勢療法說明會時，發覺到順勢療法的作法及醫療步驟就是將病人視為一個整體加以治療，診察都是為了找出病人反應的特徵、體質的特徵等等，這些觀念正符合我的觀念，因而我決定報名參加順勢療法課程。在經過一年共108小時的課程講解以及臨床實例的分析，在筆試及口試後通過CEDH順勢療法教學及發展中心的認證證書，也因此取得法國教育部所承認的順勢療法醫師資格。

法國健康保險局是承認給付順勢療法的藥品。一般民眾也都認為有些順勢藥品具有非常迅速的療效，所以會在自己家裡準備一些順勢藥品以應付一般日常生活中所碰到的小傷痛，如小外傷、感冒、蚊蟲叮咬、胃腸不適等，因而所有街上藥局均備有順勢藥品櫃，提供一般民眾自行購買不需醫生處方箋的順勢藥品。目前在注重無毒飲食及生活中，大多數白領中上階級的法國年青人也藉由自然療法維護健康，生病需治療

時，順勢療法就成為他們的第一選擇。同樣在台灣的居民也開始追尋樂活生活，注重無毒、有機及自然的飲食及生活，同時也會注意到服用藥品時會產生的副作用。因之順勢療法亦會成為一個新的、安全的以及有效的選擇，唯一可惜的是目前中央健保局仍不能補助使用順勢療法藥品的費用。

目前我的門診經常會有病患聽傳聞前來求助於順勢的療法，大多數病患是因為歷經其他對抗療法的失敗或不足而來的。對於這些病患，當然需要比一般病患得花上更多的看診次數及時間，但是他們都十分配合，而我最快樂的時候就是看到病患症狀消失的時候，這令我有一股成就感及滿足感。在此我也對胡醫師、CEDH順勢療法教學及發展中心Mr Boulet主任、幾位法籍老師以及Jason楊先生，心中充滿感謝。我診所至今所遇見的病例從幼童過敏性鼻炎、少女異位性皮膚炎、年輕人的高血壓、到成年憂鬱症，來求診的病患症狀包羅萬象，但是均可以達滿意的療效，此外現在也正研究如何治療一位憂鬱併發妄想症病患，至今也有一些效果。而當全世界正面臨新流感威脅時，原針對流感具有預防性的Oscillococcinum即成為最受重視的順勢藥品。

順勢藥品現在也得到我家人的認同，自然變成我家人身體不適時的第一選擇。就只是好吃又方便攜帶的幾顆小糖球，就能如此的迅速解除病痛，實在是令人好奇想了解順勢療法的藥理學。每當家人或病人問我某一順勢藥品有效的原因時，身為醫生的我也只能簡單的解說順勢理論的根源或建議患者自行上網查詢了解順勢療法，因為要解說順勢療法的理論並不能以幾句話即說明得很清楚。因為當醫師想要開立順勢藥品

時，就得理解藥典內所有登錄的順勢藥品，此外也得仔細分析臨床症狀並加以比較，這會使醫生的診療需花費更多的時間。因此，這本具有治療基準的順勢療法應可協助醫師作爲一本務實又實用的臨床參考手冊。

希望讀者能與我有相同的感覺。

苑芝珊醫師

寫於2009年6月

推薦序Ⅲ

今年，透過H1N1新流感的爆發，深感人類在各方面都遇到了末世，也就是瓶頸（不論是社會、經濟、醫學等），所以該是好好面對問題的時候了。尤其當自己生病的時候（自幼患有氣喘、後來有風濕免疫方面疾病），卻苦無根治的方法時，深刻的體會患者想要得到根治的渴望。

那一年，也就是2005年，我的老師（鄭約書亞牧師）教導我：「如果患者是你自己、你的小孩、你的父母、你的愛人，難道你會跟他說：對不起這是現代醫學的界線。身為醫生應該要全力以赴地尋找解決的辦法，要學習替代醫療。」

此後，我便開始遍尋療效好的替代醫學，因緣際會接觸了順勢醫學。但在西醫的訓練當中，很強調實驗精神，所以我自己服用了Rhus toxicodendron 這處方，很短的時間就解決我脊椎晨間僵硬的症狀（morning stiffness），再再感受到順勢療法的有效性、迅速及重複性。

對我而言，不同的療法就像每個不同的人一般，各有其存在的價值性。

　　順勢療法尤其對功能性疾病（如胃食道逆流、胃潰瘍），情緒疾病（憂鬱、失眠）、免疫方面疾病（過敏、氣喘、異位性皮膚炎），皆有其特殊的功效，且無副作用，是我在家庭醫學科看診中的好幫手。

　　希望這本書也對所有閱讀的人有實際的幫助。

林之郁醫師

寫於2009年7月

推薦序IV

　　順勢醫學（HOMEOPATHY），是一個行之有年，但超越現代的神祕醫學。1796年的德國醫生Samuel Hahnemann（山姆・哈尼曼）醫師來自馬車運送藥劑偶然而珍貴的啟發，將人類醫學引向一個超科學的境界。HOMEOPATHY是由希臘字HOMOIS及PATHOS兩字組合而來，意思是「相同的」「疾病或病痛」。「能產生和某種疾病相似症狀的藥物，正是治療該疾病的良藥」，是順勢療法的中心思想。這種「以同治同（LIKE CURES LIKE）」的概念，是西方醫學之父Hippocratic（希波克拉提）早在西元前五世紀提出，斑蝥（Cantharis）會刺激人排尿，可用來治療膀胱炎，因這種類似「以毒攻毒」的醫療概念，順勢療法又被稱為「同類療法」。與中國傳統醫學利用各種天然物本身的藥性不同以調整身心的陰陽平衡很類似，然而順勢醫學又有其獨特之處。一連串「震盪稀釋」的過程，將自然界超過3250種植物、動物、微生物及礦物的自然趨勢能，以特定的形式保存下來。以純水或酒精做為這種趨勢能量的傳遞媒介，稀釋的倍數越大，調適身體狀態的勢能越大。將藥物母酊（原液）稀釋了10的30次方倍甚至到60次方倍（15CH及30CH），母酊中的物質成分經過這樣超高倍的稀釋，剩下的濃度比將一滴母酊滴入海洋中還要低一萬倍以上，因此原來的所帶的物質毒性已不存在，被保留下來的是全生物或礦物的趨勢能量。

　　儼然成為21世紀人類必將發展的重要自然醫學之一，世界衛生組織（WHO）早在1979年便宣稱且公開呼籲，全球必須研究「順勢醫學」以補償對抗療法（傳統西醫）的不足。迥異於傳統西醫以「消滅病症」為出發點的治療想法，順勢醫生完全從病症的根本原因著手，順應人體自然反應加以趨勢能量的調整。順勢藥物作為一種趨勢能量，以調整身體生理各機能之平衡關係，可以由整脊醫師George Goodheart（喬治‧葛德哈特）博士發展出的應用人體動力學（Applied Kinesiology）測驗來檢視。當受試者平躺在診療床，一手握住不同的物品，另一手略為舉起讓測試者以固定大小的力量按壓。若手握的為正向能量的物件，則另一測的手臂及肩膀的肌肉相對有力。較特別的是，幾乎所有的順勢藥物都不會影響相應肌肉的力量，但最適合的順勢藥物在測試時，反會讓受試者的相應肌肉較無力。這種特別的試驗結果，驗證了所有的順勢藥物都是自然且具正向能量的，並突顯具針對性且高度稀釋的順勢藥物仍擁有影響人體能量的能力及順勢醫學「以同治同」的治療中心思想。

　　順勢醫生在診療病人時，和中醫師診病一樣，會考量患者的家族遺傳史、個人病史、體質型態、生理狀態、情緒、精神心智狀態及個性等特質，並針對急性徵候及慢性變化型態做適當的配藥變化。其診治原理與「中國傳統醫學」有異曲同工之妙，兩者同樣重視藉用自然的能量恢復「身體」及「心理」之平衡狀態，以達健康養生之效。本人在紐西蘭基督城執業多年，以中國醫學結合包括順勢療法等數種自然方式，治癒過許多飽受病痛之苦的患者。以順勢藥物達到奇效的例子不勝枚舉，如近期一位45歲的A.C.女士，非外傷引起不明原因的右腳跟筋痛，有時痛到足無法著地，舉步艱辛。狀況時好時壞持續兩年，遍尋醫師均難以解除痛苦。囑以每次5粒、勢能9CH的黑蛇根（Actaea racemosa）小糖

球，每天3次。A.C.女士服用兩天後，疼痛有九成改善，到第三天已完全不痛。主動要求繼續服用，故囑其漸減服用次數，續服兩週以徹底斷根。效果神速，令人讚嘆！順勢藥物不論對於急性不明原因之病症，或慢性老化引起症候，都有顯著的治療效果。利用趨勢能量，激起自體修復的能力，在不造成任何負作用的情況下，幫助患者重獲生活品質。

　　一種新的健康概念要能廣被接納採用需要不少的時間。本人深信在不久的將來，取自於天然且完全無副作用的順勢藥物，必然也能普遍爲臺灣同胞所接受使用。法國最大的順勢藥廠布瓦宏（BOIRON）特別研發，將順勢藥物的趨勢能量，覆蓋在一顆顆直徑不到3毫米的小糖球。其服用及攜帶之便利性已讓其在全球順勢藥物的市場上獨占鰲頭。台灣百醫能生技有限公司總經理楊景翔先生（Jason Yang）獨具慧眼的引進臺灣，並爲順勢醫師的培訓及順勢醫學會的成立費心奔走，在臺灣順勢醫學的推廣上著實功不可沒。這本「順勢藥物治療基準」（Frameworks and Protocol）是布瓦宏（BOIRON）集合具有數十年順勢療法經驗的四位法國順勢療法權威醫師合著，詳述44種常見病症以順勢藥物治療之用藥選擇流程。不僅對順勢醫師具有指導價值，也可作爲臨床用藥者之實用參考。本中文翻譯版能順利出刊，特別要感謝楊景翔先生的促成。本人能受邀參與這本書的部分翻譯工作並爲其寫序，爲順勢醫學在臺灣的發展盡棉薄之力實感榮幸。希望陸續藉由同道者之推廣，能有更多的患者得以受惠於這種來自大自然的靈丹妙藥！

陸昱成醫師

于2009年仲夏

目 錄

胃酸過多／消化不良

運用順勢療法的原因：

◎胃酸過多不一定需要使用下列的治療藥物：消化劑（促進腸蠕動 prokinetic agents如primperan），制酸劑或是氫離子幫浦抑制劑（proton pump inhibitor）（PPIs）。

◎單獨使用順勢療法製劑，或是合併上述一種藥物，能夠快速地緩解不適，並且考慮患者的整體特質（體質特性）。

◎開立順勢療法處方，必須要有精確的臨床觀察：疼痛位置、頻率、發作間距以及是否有轉移痛（radiation pain）。詳細的臨床觀察，可以讓臨床醫師減少開立不必要的輔助醫療檢查項目。

順勢療法的優勢：

◎根據臨床症狀的詳細觀察，仔細辨證而了解需要何種處方製劑。

◎順勢療法的臨床使用，需要依症狀而分析，而非一貫地使用PPIs，治療過程要考慮患者本身的行為特性，如此方能更加精確以及有效。

臨床使用建議：

◎給予患者日常生活飲食的衛教，避免在晚餐或夜間食用過多肉類，以
　及一些酸性食物或是某些藥物（阿斯匹靈、消炎藥等等）。
◎治療的（預估）期間約需要八週。

胃酸過多／消化不良

順勢療法製劑工具箱：

Argentum nitricum 15C，每天1次到2次，每次5粒

◎胃炎，食道逆流，胃脹氣，噯氣（打嗝）

◎有潛在潰瘍的可能

◎患者的特質為：容易緊張、恐懼，做事急燥卻沒效率，有精神質的情況

Iris versicolor 9C，每天3次，每次5粒

◎整個腸胃道覺得灼熱，噯氣

◎吐酸，時常同時伴隨有頭痛症狀

◎可能會出現油膩的下痢（greasy diarrhea）

Lycopodium 15C，每天1次到2次，每次5粒

◎胃炎，胃部灼熱，可能有胃潰瘍，膽道功能不良

◎與消化有關的偏頭痛

◎患者具有易於情緒激動的特質，但缺乏自信心，且容易被激怒

Nux vomica 15C，每天1次到2次，每次5粒

◎胃部灼熱及絞痛

◎症狀通常發生在吃太多食物、藥物、酒精、菸草或是咖啡之後

◎舌苔厚（coated tongue），用餐後容易嗜睡

◎患者具備的特質：敏感、缺乏耐心、容易焦燥發怒

Robinia 9C，每天3次，每次5粒

◎胃部燒灼熱痛，夜間發作的胃部不適

◎偶發的吐酸，胃酸過多

臨床病例：

一位45歲的公司總裁患有胃部灼熱以及胃絞痛，經常噯氣以及偶爾有嘔吐現象，症狀多半發生在用餐後、或是喝了多量的酒之後。在個性上，他是個重視權力的人，情緒容易煩燥，比較易怒。

Robinia 9C，每天3次，每次5粒。

Iris versicolor 9C，每天3次，每次5粒

上述兩種製劑同時在飯前使用。

Nux vomica 15C，每天1次，每次5粒

所有的製劑約須服用八週。

一位48歲的老師常有胃部灼熱疼痛，他患有膽管功能異常（biliary dyskinesia），以及經常性的偏頭痛。患者表示，自己容易發怒（liverish），並且易於焦慮緊張，同時常覺得缺乏自信。

Robinia 9C，每天3次，每次5粒。

Iris versicolor 9C，每天3次，每次5粒

上述兩種製劑同時在飯前使用。

Lycopodium 15C，每天1次，每次5粒

所有的製劑約須服用八週。

一位37歲女性銷售員常有胃部灼熱疼痛，且疼痛感會向上散布到胸部，同時常有噯氣的情況。胃鏡顯示有小的裂孔性疝氣（hiatus hernia）以及胃食道逆流。患者的個性易於緊張，容易恐懼，做事情常常很匆忙，但卻毫無效率。

Robinia 9C，每天3次，每次5粒。

Iris versicolor 9C，每天3次，每次5粒

上述兩種製劑同時在飯前使用。

Argentum nitricum 15C，每天1次，每次5粒

所有的製劑約須服用八週。

表1

胃酸過多／消化不良

Iris versicolor 9C

Robinia 9C

每天3次，每次各5粒糖球

依據患者特質與情緒

每天1～2次，每次服用5粒糖球，持續八週

緊張型，恐懼

總是匆匆忙忙

Argentum nit. 15C

情緒化，容易激怒

缺乏自信心

Lycopodium 15C

敏感，缺乏耐心

躁動，易怒

Nux Vomica 15C

痤瘡

運用順勢療法的原因：

◎對於輕症、或是傳統西藥難以治療的痤瘡，在尚不需要使用具有副作用的西藥（如：A酸或荷爾蒙）治療的狀態，順勢療法能給予個人化的治療。

◎如果痤瘡的嚴重程度還不需要使用A酸，順勢療法能給於有效治療。

順勢療法的優勢：

◎依據患者痤瘡的不同嚴重程度，以及內分泌的狀況，而有許多有效的製劑。

◎在痤瘡發炎或化膿期，順勢療法是有效的。

◎要決定製劑的使用，須依據患部特徵，以及詳細的問診，方能達到長期有效。

臨床使用建議：

◎治療時可使用外用藥膏，但越溫和越好。

◎患者必須注意自己的生活飲食。

◎依據過去臨床經驗，選用高稀釋度（15C）的製劑比較有效，同時能避免治療初期不良反應的產生。

順勢療法製劑工具箱：

Hepar sulphur 15C，早晚各服用5粒小糖球，直到痊癒

◎急性化膿期

◎皮膚疼痛，對於觸覺敏感

Kalium bromatum 15C，早晚各服用5粒小糖球，直到痊癒

◎膿皰或結節樣病灶，大型感染囊腫

◎通常用於易於緊張、躁動的青少年

Selenium 15C，早晚各服用5粒小糖球，直到痊癒

◎閉鎖以及開放型粉刺，油性膚質與頭皮

◎通常用於易於疲倦的青少年

Sulphur iodatum 15C，早晚各服用5粒小糖球，直到痊癒

◎丘疹型痤瘡

◎在亞急性與慢性發炎病程上有助益

痤瘡

臨床病例：

一位17歲少年臉部有大型疼痛的囊腫,並且已有化膿狀況;在肩膀以及上背部皆有相同病灶。患者的個性非常容易緊張,而且燥動不安。

Hepar sulphur 15C,早晚各服用5粒小糖球,直到痊癒。

Kali bromatum 15C,早晚各服用5粒小糖球,直到痊癒。

15歲的少女有發炎痤瘡、黑頭與白頭粉刺,患者身型非常瘦削。

Sulphur iodatum 15C,早晚各服用5粒小糖球,直到痊癒。

Selenium 15C,早晚各服用5粒小糖球,直到痊癒。

表2

痤瘡

依據分期以及疾病狀況
早晚服用5粒糖球直到痊癒

發炎性紅腫痤瘡　　　　　　　　化膿性痤瘡
Sulphur iodatum 15C　　　　　　Hepar sulphur 15C

若有粉刺（黑頭或白頭）　　　　若有膿泡，大型感染囊腫
Selenium 15C　　　　　　　　　Kali bromatum 15C

夏季良性日光疹

病名介紹：

此疾與一般所知的多形性日光疹（polymorphic light eruption）不同，其病程較短，通常在接觸日光幾天後開始發生，患者出現劇癢的丘疹，部位可能在脖子、上胸部以及手臂後側，症狀的輕重與紫外線的量有關。一般多發生於女性。本病名歐洲較常使用，尤其是法國。

運用順勢療法的原因：

由於傳統治療有時對於此疾病效果不甚理想，或是使用效果過重的藥物，順勢療法證實為對良性夏季日光疹有治療與預防的效果。由於能夠預測發病期（多為夏季），因此易於以順勢療法預防。

順勢療法的優勢：

◎急性期的治療視症狀外觀變化而決定。

◎此疾的治療亦與患者的個人特質相關，而給予適合的慢性體質調理製劑。在多數的情況下，常給予兩種順勢療法的主要製劑：海鹽（**Natrum muriaticum**）以及硫（**Sulphur**）。其他的製劑亦有可能使用。

臨床使用建議：

◎在接觸日光（夏季期間）一個月前，就要開始預防性治療，且治療須
持續到夏季開始的頭兩個星期。

◎最重要的，要教育患者使用適合的防曬用品。

◎儘量避免一些光敏感的藥物或產品，如：某些口服抗生素、化妝
品……等等。

夏季良性日光疹

順勢療法製劑工具箱：

Apis mellifica 15C，每天3次，每次服用5粒

◎急性發作期，患者出現蕁麻疹樣皮疹

◎皮膚外觀呈現粉紅狀態（pink aspect），患者有癢的症狀

Hypericum perforatum 15C，早晚各服用5粒

◎用以當作整體治療與預防日光疹的一種製劑

◎ 使用的觀點來自於：聖約翰草（金絲桃）具有光敏
（photosensitizing）的特質

Muriaticum acidum（HCL） 15C，每天3次，每次服用5粒

◎急性期，皮膚對於日光接觸非常敏感

◎丘疹、水泡樣皮疹；劇癢

◎此製劑亦可用於預防日光疹

Histaminum 15C，每天1次，每次5粒

◎急性過敏期使用

◎慢性治療異位性體質（Atopy）

Natrum muriaticum 30C，每週10粒

◎經常使用的必要治療處方

◎可針對典型皮膚症狀或者是異位性體質，患者症狀在日光下會加劇

Sulphur 30C，每週10粒

◎平素身體健壯的病患

◎患者症狀疾患會交替出現，其中包括過敏

◎病患平常有怕熱的傾向

臨床病例：

40歲的女性病患，在過去兩年裡，每當去曬太陽（或做日光浴），都會出現搔癢的蕁麻疹樣皮疹。她有過敏的病史。只要是輕微的接觸陽光，就會導致她頸部出現紅疹，即便是在陽光微弱的春季亦然。

Natrum muriaticum 30C，每週10粒。

Hypericum perforatum 15C，每天早晚各5粒。

Histaminum 15C，每天1次，每次5粒

治療必須在接觸日光前一個月開始，並持續到開始接觸後的頭兩週。

在急性發作期的治療：

Apis mellifica 15C，每天3次，每次5粒。

Muriaticum acidum 15C，每天3次，每次5粒

每天交替服用。在有皮疹時持續使用。

男性，33歲。過去在夏季患有BSLE，希望在度假前能夠先行治療此疾。此患者平素身體健康，非常怕熱。小時後曾患過濕疹以及在青少年期有過敏性鼻炎。

Sulphur 30C，每週10粒。

Hypericum perforatum 15C，每天早晚各5粒。

Histaminum 15C，每天中午5粒糖球

治療必須在接觸日光前一個月開始，並持續到開始接觸後的頭兩週。

表3

夏季良性日光疹

預防
必須在接觸日光前一個月開始治療
治療也須持續至日光接觸後的頭兩週
Hypericum perforatum 15C
早晚各服用5粒糖球
Histaminum 15C
中午服用5粒糖球

依據個人特質投予製劑
每週10粒糖球，持續六週

過敏體質，瘦削身材　　　　　過敏的患者
易於感到冷　　　　　　　　　怕熱
Natrum mur. 30C　　　　　　　Sulphur 30C

皮疹發作期
Apis mellifica 15C
Muriaticum acidum 15C
每天3次，1次5粒糖球，交替服用

哺乳

運用順勢療法的原因：

◎使用順勢療法得以為許多欲哺乳嬰幼兒的母親帶來助益，因為沒有任何副作用或是使用禁忌，順勢療法製劑尊重母子關係。

◎臨床研究已評估在一些無法使用，或拒絕服用退奶藥（bromocriptine）[註1] 來治療泌乳疼痛的婦女身上，改用順勢療法之效；從分娩後第一天開始服用，可大大減少泌乳痛。

順勢療法的優勢：

◎順勢療法得以減輕泌乳疼痛，而治療時對於新生兒沒有任何風險。

◎有些婦女乳汁不足，順勢療法得以刺激母乳之生成。

◎順勢療法製劑可以改善哺乳婦女的疲勞倦怠感，治療反應快速有效。

臨床使用建議：

◎對於哺乳的母親而言，順勢療法是一個理想的輔助，讓她們能按所預期的時間長久而哺乳嬰孩。

◎本篇提供一個簡單明瞭的治療架構，使媽媽們在忙碌地迎接新生命之餘，也能輕鬆愉快使用順勢療法製劑。

（註1）

Berrebi A, Parant O, Ferval F, Thene M, Ayoubi JM, Connan L, Belon P. "Traitement de la douleur de la montée laiteuse non souhaitée par l'homēopthie dans le post-partum immédiat." J. Gynecol. Obstet. Biol. Reprod., 2001, 30, 353-357

順勢療法製劑工具箱：

Apis mellifica 15C，每天3次，每次5粒

◎乳脹（水腫）

Belladona 9C，每天3次，每次5粒

◎乳房局部發炎，乳房充血或乳腺炎

Bryonia alba 9C，每天3次，每次5粒

◎乳房腫脹，活動或碰觸時感到疼痛

China rubra 9C，每天3次，每次5粒

◎因為失液而疲倦乏力，產後復原期間

Graphites 9C，每天3次，每次5粒

◎具有滲液的裂傷，伴隨黃色痂皮而且不易癒合

Hepar sulphur 15C，每天3次，每次5粒

◎化膿的病灶，患者有刺傷或裂傷般的疼痛（splinter-like pain）

Nitricum acidum 9C，每天3次，每次5粒

◎疼痛的線狀裂傷，出血、外觀像是指甲痕

Phytolacca 9C，每天3次，每次5粒

◎乳腺炎，局部有硬結節

Rana bufo 5C，每天3次，每次5粒

◎乳房淋巴管炎

Ricinus 5C，每次5粒，一天可以吃到3次，次數取決於乳汁的量

◎當乳汁分泌不足時，此製劑可以刺激泌乳；從開始哺乳時便可給予治
　療，假如乳汁分泌減少，接下來數週可持續給予治療

哺
乳

Silicea 9C，每週10粒

◎恢復期時使用，產後補乳時用此製劑可防止礦物質流失

臨床病例：

一位年輕女性在生產後六週前來門診，這次生產為第三胎，她感到非常疲倦而且覺得乳汁分泌的量不足。

Ricinus 6C，每天重覆服用3次，每次5粒糖球，直到乳汁分泌足夠。

Silicea 9C，每週10粒糖球，在哺乳期間均可使用。

Cinchona（又名China rubra）9C，每天3次，每次5粒糖球。

一位患者因為乳腺發炎而就診，在右側乳房有一紅色斑塊，而在乳房的外上側有一片發炎、硬結的區域。

Belladonna 9C，每天3次，每次5粒糖球。

Phytolacca 9C，每天3次，每次5粒糖球。

可建議病患局部治療（如：乳房按摩、冷水浴），也可建議患者以有發炎的乳房開始哺乳嬰孩，以減輕乳腺的充血並排空乳房。

年輕的媽媽前來門診，在她產下第一個小孩，離開醫院後的幾天便出現乳頭裂傷情況，她感覺相當劇痛，臨床診察發現在兩側的乳頭下方，有令患者非常疼痛的線狀、輕微出血的裂痕。

Nitricum acidum 9C，每天3次，每次5粒糖球。另外建議患者在哺乳時須改變嬰兒的位置（姿勢）。

一位女性前來就診，表明她不欲哺乳，她亦不想服用bromocriptine，因為擔心會發生她在第1次生產時服用此藥的副作用（病患應是希望減少乳房脹痛現象）。

哺乳

Apis mellifica 15C，每天3次，每次5粒糖球，服用到疼痛緩解為止。

Bryonia alba 9C，每天3次，每次5粒糖球，服用到疼痛緩解為止。

此治療將不會防止泌乳的情況，而泌乳情況將會持續幾天，然後在沒有荷爾蒙刺激之下自然停止；順勢療法的治療會減少因為開始泌乳而造成的疼痛[註2]。

（註2）同註1

表4

哺乳

因哺乳而感到疲勞
Cinchona（China ruba）9C
每天3次，每次5粒
Silicea 9C，每週10粒
治療兩個月

乳頭裂傷
Nitricum acidum 9C
Graphites 9C
每天3次，每次各5粒

乳房充血

腫脹疼痛
Apis 15C
Bryonia 9C
每天3次，每次各5粒

發熱疼痛紅色斑塊
Belladonna 9C
每天3次，每次5粒

局部硬結節
Phytolacca 9C
每天3次，每次5粒

乳房淋巴管炎
Rana bufo 6C
Hypar sulphur 15C
每天3次，每次各5粒

刺激乳汁分泌
Ricinus 6C
每天3次，每次5粒

細支氣管炎

運用順勢療法的原因：

◎細支氣管炎是一個嚴肅的公衛議題，因為有許多幼童因此疾而困擾，並且患有此疾可能會進而發展成氣喘。

◎氣管充血（bronchial congestion）並沒有很有效的治療藥物，因此越來越多醫師開始使用順勢療法製劑，同時搭配呼吸物理治療，而此方式被認為是細支氣管炎急性發作時的標準治療（golden standard treatment），許多時候可以緩解並鎮定幼童的症候，而避免住院治療。

順勢療法的優勢：

◎2002年在法國的國家級臨床研究顯示[註3]，順勢療法可以有效地減少急性發作的時間並且避免併發症的發生。選擇順勢療法的原因亦包括預防疾病復發，以及降低形成氣喘的風險。

◎順勢療法的治療可針對單純無須住院的細支氣管炎。

◎以順勢療法預防性治療，可以避免重覆不斷的發作而導致進一步氣喘的風險。

臨床使用建議：

◎在治療後，約在24～48小時內可以見到療效。

◎順勢療法對於呼吸物理治療有輔助效果，且應該與呼吸物理治療一併使用。

◎在本篇當中提供了幾種之細支氣管炎最常見型態的治療建議，有些時候針對復發的現象需要慢性治療，這將不在此篇中討論，且欲使用慢性治療製劑尚須進一步訓練。

（註3）

Stagnara J, Demonceaux A, Vainchtock A, Nicoloyyannis N, Duru G."Etude sur la prise en charge de la bronchiolite du nourrisson en medecine ambulatoire. " Le pediatre, July, 2004.

細支氣管炎

順勢療法製劑工具箱：

將每種製劑取10粒溶解在少量的水裡，每小時服用一部分；兩種製劑可以一起服用

Antimonium tartaricum 9C

◎發出嘶絲聲的囉音（Sibilant rale）

◎大範圍的充血，症狀經由支氣管引流後有改善

Blatta orientalis 9C

◎充血程度 +++

◎有過敏體質傾向（對於灰塵與蟎）

Cuprum metallicum 9C

◎明顯的痙攣現象

◎發紺

Ipecac 9C

◎痙攣性的咳嗽

◎聽診：sibilant rales +++，輕微囉音

◎噴射性的嘔吐

預防復發的治療原則：

Blatta orientalis 15C，每隔一週服用10粒

◎針對有過敏體質者

◎主要對於塵蟎過敏

臨床病例：

一名嬰兒因病毒感染導致出現痙攣性咳嗽，以及嘶聲囉音（Sibilant rales），在餵食的時候常會嘔吐，充血的情況並不嚴重，但假如一直沒有治療可能就會產生鬱血現象。

Ipecac 9C，Antimonium tartaricum 9C，各10粒糖球溶解在水裡，每小時分次服用。

一名幼童有嚴重的支氣管充血，需要引流來緩解不適。

Antimonium tartaricum 9C，Blatta orientalis 9C，各10粒糖球溶解在水裡，每小時分次服用。

一名18個月大的幼兒在過去36小時裡出現發熱性的鼻咽炎，不分日夜持續有痙攣性咳嗽，幼兒非常不舒服，但並無呼吸窘迫。聽診顯示明顯多量的嘶聲囉音，但並沒有充血現象，以上診察是由物理治療師先前視診所確認。

Ipecac 9C，Cuprum metallicum 9C，各10粒糖球溶解在水裡。

一名媽媽帶著十個月大的嬰兒來門診，此名嬰孩已經有2次細支氣管炎發作病史。母親希望能夠給予孩子預防復發的治療。

Blatta orientalis 9C，每週10粒糖球。

物理治療師或醫師應在24小時內再度視診幼童，母親則須在六小時內告知醫師幼童狀況，家裡應已有吸藥的裝置（inhalation device）並使用支氣管擴張劑（salbutamol）。

細支氣管炎

表4

細支氣管炎

痙攣性細支氣管炎	充血性（鬱血性）細支氣管炎
Ipecac 9C	Antimonium tartaricum 9C
Antimonium tartaricum 9C	Blatta orientalis 9C

將10粒溶解在適量水裡

讓嬰孩每小時啜飲1次

若是非常嚴重的痙攣性支氣管炎

Cuprum metallicum 9C

Ipecac 9C

預防復發的製劑

Blatta orientalis 15C

每週給予10粒

感冒／鼻咽炎

運用順勢療法的原因：

◎許多患者會規律地因爲鼻咽炎而就診，一個小孩從出生到七歲，會遇
到約40種病毒侵犯。鼻咽炎是一種病毒感染疾病，通常是良性，但是
會導致每年大量使用抗生素。（在法國一年使用抗生素約300萬次處
方）。

◎臨床研究顯示了順勢療法的使用與鼻咽炎治療的關聯性：急性期以順
勢療法有效治療減少了復發率以及醫療花費。

◎順勢療法的目標並非消滅冬季病毒感染，這是不切實際的，而是要幫
助患者戰勝感染而沒有後續的併發症發生，同時也不會讓患者經歷太
多不適的症狀。

◎並且避免因爲疾病而向學校請太多天的假。

順勢療法的優勢：

◎順勢療法的優勢有兩方面：一是對黏膜有治療作用，二是提高免疫
力。使得：

(1)患者症狀快速緩解：像是打噴嚏、流鼻水或是發炎反應

(2)減少併發症如：耳炎，支氣管炎

(3)使患者痊癒而減少復發率

臨床使用建議：

◎為了要達到最好的療效，應該及早治療。

◎治療期間要頻繁地服用製劑。

◎急性發作期可以用一些簡單的外用治療，像是鼻部沖洗（Nasal irrigation），同時要防止復發（給予幼童充分的新鮮空氣以及避免二手菸）。

順勢療法製劑工具箱：

Oscillococcinum®（歐斯洛可舒能®），在第一個症狀一出現時便服用一劑（one dose），每六小時重複服用1次，一天三次

Allium cepa 9C，每小時5粒

◎流清鼻水，具有刺激感（irritant）

◎陣發性的打噴嚏

◎非刺激性的流淚，因鼻炎而導致頭痛

Belladonna 9C，每小時5粒

◎黏膜乾燥，陣發式的發燒（超過攝氏38度）

◎臉紅出汗

Ferrum phosphoricum 9C，每小時5粒

◎溫和的微燒

◎中耳炎與支氣管發炎

Kalium bichromicum 9C，每天4次，每次5粒

◎非常黏膩，黃綠色的分泌物，形成痂以及鼻塞

◎易於產生額部鼻竇炎，伴有點狀疼痛

Kalium sulphuricum 9C，每天4次，每次5粒

◎黃膩的鼻涕倒流

◎不具刺激感，咳嗽有痰

咽喉炎，伴隨出現綠色黏液以及黏膜潰瘍：

Mercurius solubilis 9C，每天4次，每次5粒

◎咽部疼痛

◎化膿性鼻炎

感冒／鼻咽炎

Nux vomica 6C，每小時5粒

◎鼻塞以及出現寒顫現象

◎接著出現水樣滲液，有時會打噴嚏

◎症狀遇到風的時候會惡化

Pulsatilla 9C，每天4次，1次5粒

◎黃色，非刺激性的滲液，清除時需要很長的時間

◎早上輕微咳嗽有痰，夜間則是乾咳

Sulphur iodatum 9C，每天2次，每次5粒

◎感冒遲遲未復原（病程延長）

◎咽炎，局部淋巴結腫大，患者明顯無力

◎輕微乾咳

臨床病例：

一名幼童剛開始出現鼻咽炎，有鼻塞症狀，同時也有寒顫與發燒現象（超過攝氏38度），臉部脹紅，有輕微的流清鼻水，他經常感冒後會併發充血性耳炎。

鼻子以食鹽水清洗。

Oscillococcinum®歐斯洛可舒能，每天3次，每隔六小時，1次一劑。

Belladonna 9C，Ferrum phosphoricum 9C，每小時5粒，交替服用。對於嬰兒，將製劑溶解於適量水中，在每次餵食前服用1次。

一位病患因感冒前來求診，他一直打噴嚏，鼻水直流，他感到有發紅發熱現象，尤其是在溫暖的室內，鼻子以食鹽水清洗。

Oscillococcinum®歐斯洛可舒能，每天3次，每隔六小時，1次一劑。

Allium cepa 9C，Nux vomica5C，每小時5粒，交替服用，直到症狀緩解為止。

一名幼童患有鼻咽炎，很快地出現了黏膩黃綠鼻涕，以及喉頭發炎，一直有咳嗽與痰，尤其是在早晨起床時特別嚴重。

Mercurius solubilis 9C，Kali bichromicum 9C，每天4次，交替服用，1次5粒。

一位母親帶著四歲大的小孩來門診，孩子患有鼻咽炎已經八天了。一直出現非刺激性的黃鼻涕，在晚上輕微乾咳，到了早晨則出現痰多咳嗽，他的頸部與下頷下部淋巴結腫大，同時孩子看起來十分疲倦，鼻子以食鹽水清洗。

Pulsatilla 9C，**Sulphur iodatum9C**，每天2次，交替服用，每次5粒。

表6

感冒／鼻咽炎

Oscillococcinum®歐斯洛可舒能

在第一個症狀出現時便服用一劑（one dose）

每六小時重複服用1次，再2次

沒有發燒的病程	出現發燒的病程
俱有打噴嚏、鼻炎、寒顫	發熱與黏膜發炎
Allium cepa 9C	Belladonna 9C
Nux vomica 6	Ferrum phos.9C
每小時5粒，交替服用	每小時5粒，交替服用

當感冒症狀穩定了之後

沒有刺激性黏膜分泌液	出現刺激性的黏膜分泌液
咳嗽	咳嗽有痰
Pulsatilla 9C	Kali bi. 9C
Kali sulphur. 9C	Mercurius sol. 9C
每天服用4次，每次各5粒	每天服用4次，每次各5粒

如果感冒病程延長，有殘餘症狀

Sulphur iodatum

Pulsatilla 9C

每天服用2次，每次各5粒

鬱血性耳炎（急性）

運用順勢療法的原因：

◎急性鬱血性耳炎的特色是突發性耳膜發炎。

◎這是一個常見的症狀，讓父母、醫護人員很困擾。因爲常是一個小感冒或病毒感染所引起，造成常要用抗生素卻沒有很好的效果。

◎順勢療法對此可以針對充血和發炎迅速改善症狀，且一個簡單的處方就可以避免復發。

順勢療法的優勢：

◎順勢療法可以迅速止痛。

◎順勢療法可以預防鬱血性耳炎演變爲急性中耳炎。

◎順勢療法可以從起初患有鼻咽炎時就保護耳膜。

◎順勢療法可以預防及治療反覆性耳咽管感染。

臨床使用建議：

◎鬱血性耳炎的病人幾乎每一個都可以照此治療準則來處理。

◎應該在2～6小時間很迅速的改善症狀。

◎治療流程表是最常用的處方，但有些變成慢性反覆性鬱血性中耳炎，
　則要進一步慢性治療。

◎一些危險因子如二手菸應該要避免。

順勢療法製劑工具箱：

Arsenicum album 9C，每天3次，每次5粒

◎鼻咽炎期間

◎晚上12點到凌晨1點突然發作

◎劇痛但遇熱會舒緩（如用手摀著或熱敷）

◎很疲倦，遇冷變糟，會激動不安

Belladonna 9C，一開始每小時5粒，之後一天4次，每次5粒

◎耳膜紅

◎抽痛

◎微熱約38度

◎流汗虛脫

Capsicum 9C，一開始每小時5粒之後一天4次，每次5粒

◎耳膜深紅色

◎嚴重耳痛併灼熱感

◎外耳道一摸就很敏感

Chamomilla 9C，每天3次，每次5粒

◎長牙時的耳炎

◎併有拉肚子

◎對痛很敏感，讓小朋友很不安（所以一直要人家抱不肯躺下來）

Ferrum phosphoricum 9C，一開始每小時5粒，之後一天4次，每次5粒糖球

◎針對耳膜發炎的處方

◎耳膜呈粉紅色，有時布滿血（hemorrhagic suffusion）

◎微燒

◎虛弱臉色蒼白

Oscillococcinum® 每天兩管

◎針對病毒感染

臨床病例：

一個小朋友，病毒感染，突然耳朵痛，且微燒（38.5°C），檢查後發現耳膜紅，其他檢查則正常。

oscillococcinum®，早晚一管。

Ferum phosphoricum 9C，每天3次，每次5粒。

Belladonna 9C， Capsicum 9C，每次5粒，每小時交替使用直到症狀緩解。

一個小朋友，在3天鼻咽炎及微燒後，因耳朵劇痛而痛醒，他非常不安，但當用手摀住耳朵或熱敷耳朵時，症狀會改善，耳膜呈現深紅色且耳道一碰就痛。

Arsenicum album 9C，馬上5顆，之後每天3次，每次5粒糖球，共用2天。

oscillococcinum®，早晚一管。

Ferum phosphoricum 9C， Capsicum 9C，每次5粒，每小時交替使用。

同一個小朋友，每次鼻咽炎，就合併鬱血性中耳炎，所以從鼻咽炎一開始就給處方預防。

Oscillococcinum®，早晚各一管。

Ferum phosphoricum 9C，一天3次，每次5粒。

一個8個月大的嬰兒，長牙時耳朵痛，有微燒38℃（100℉），很不安、焦躁，臉和耳朵都紅紅的。

Ferrum phosphoricum 9C、Capsicum 9C、Belladonna 9C，各10粒，溶在60CC水中，每小時喝一些，喝之前要搖一搖奶瓶。

Chamomilla 9C，早中晚各1次，每次5粒。

表7

鬱血性耳炎（急性）

Oscillococcinum®
每6～8小時一劑

Ferrum phosphoricum 9C
Capsicum 9C
Belladonna 9C
一有症狀每小時1次，每次各5粒

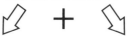

若合併夜晚劇痛，燒灼感
熱敷會改善
Arsenicum album 9C
每天3次，每次5粒

在長牙期
Chamomilla 15C
每天3次，每次5粒

以下是簡單的綜合療方
Ferrum phosphoricum 9C
Capsicum 9C
Belladonna 9C
各取10粒，溶解於60cc礦泉水
飲用前先搖一搖，每小時用奶瓶給嬰童飲
啜一口

便秘

運用順勢療法的原因：

◎順勢療法對便秘有很好的效果，便秘常使人過度的使用侵害性的對抗
　療法的化學藥物或草藥。

順勢療法的優勢：

◎順勢療法的處方可以針對：
　(1)病人是否有便意
　(2)排便的困難度
　(3)大便的外觀
◎順勢療法治療便秘效果很好，而且不會產生副作用，如脹氣、或瀉劑
　對腸道黏膜刺激傷害。
◎便秘不是病人的單一症狀，必需將病人視為一個整體來調整，個體化
　的治療礙於篇幅暫不在此提及。

臨床使用建議：

◎將病人的衛生及飲食習慣列入考率是很重要的，特別是病人吃什麼？喝多少水？及做多少運動？

◎必需列入考慮：

(1)近期引起的便秘要先確認是否是內分泌問題或藥物的副作用，或是腫瘤等因素而引起

(2)是否有便秘和拉肚子交替出現的症狀

(3)是否有血便

(4)一般是用9C的勢能，只有Causticum要用15C

(5)藥劑可以被單獨或合併使用

順勢療法製劑工具箱：

Alumina 9C，每天3次，每次5粒

◎病人根本沒便意

◎大便很小條

◎病人要很用力

◎對年長的病患很有效，可預防球狀硬便（fecaloma）的產生

Ammonium muriaticum 9C，每天3次，每次5粒

◎大便脆、乾如乾土

◎病人排便要很用力

◎有灼熱感

Bryonia alba 9C，每天3次，每次5粒

◎大便乾硬

◎大便很大顆，成團結塊

◎病人要很用力

◎整體來看病人容易口渴

Causticum 15C，每天3次，每次5粒

◎腸道麻痺

◎不很用力

◎特別對年長或小孩如廁訓練時的便秘

便秘

Hydrastis 9C，每天3次，每次5粒

◎很硬一段段有黏液包覆

◎病人沒有便意

◎肝膽功能不完全

◎用於小朋友或過度使用瀉劑的病患

Lycopodium 9C，每天3次，每次5粒

◎常想上廁所但排不出來

◎下腹脹

◎蠕動慢

Nux Vomica 9C，每天3次，每次5粒

◎假性的便意

◎覺得腸蠕動不佳

◎絞痛

臨床病例：

一個小朋友，當他在做如廁訓練，想穿著尿布大便，躲在角落，只能站著排便，很用力，甚至臉都紅了。
Causticum 15C，每天3次，每次5粒。

70歲男性，有排便困難，大便很小很硬，必需很用力才能排一點糞便，有球狀硬便。
Causticum 15C、Alumina 9C，每天3次，每次5粒，交替使用。

50歲女性，便秘無便意，大便小又細，上面覆蓋著黏膜，濫用瀉藥。
Hydrastis 9C、Alumina 9C，每天3次，每次5粒，交替使用。

10歲女生，大便硬又乾，要很用力排便，病人覺得直腸灼熱，喝很多冰的飲料。
Bryonia alba 9C、Ammonium muriaticum 9C，每天3次，每次5粒，交替使用。

36歲女性，便秘每次排便會痙攣，用力無效，覺得排不乾淨，消化慢，肚臍下方脹氣，外出旅行時更嚴重。
Lycopodium 9C、Nux Vomica 9C，每天3次，每次5粒，交替使用。

表8

便秘

把糞便排空有困難

要很用力
常口渴
Bryonia alba 9C
每天3次，每次5粒

要很用力
大便結塊
Ammonium mur. 9C
每天3次，每次5粒

沒便意

年長病患
Alumina 9C
每天3次，每次5粒

小朋友或濫用瀉藥年長者
肝膽功能異常
Hydrastis 9C
每天3次，每次5粒

有便意，但便不出來

腸蠕動慢
下腹脹
Lycopodium 9C
每天3次，每次5粒

腸痙攣
假便意
Nux vomica 9C
每天3次，每次5粒

肛門擴約肌功能失常
Causticum 15C
每天3次，每次5粒

膀胱炎及間質性膀胱炎

運用順勢療法的原因：

◎順勢療法對反覆性膀胱炎很有效有兩個原因

　(1)大部分的膀胱炎是發炎反應並未有感染

　(2)通常發炎是有原因的，例如：運動、天冷、性行為、經前症候
　　群、壓力、便秘等。及時的使用順勢療法可以減少抗生素的使用且
　　可以減少復發及併發症。

順勢療法的優勢：

◎順勢療法對治療發炎及疼痛作用快速有效。

◎至於反覆性膀胱炎需要慢性治療，暫不在此談。

臨床使用建議：

◎順勢療法要一有症狀就使用。

◎如果發現有細菌可以配合適當的抗生素治療。

◎如果常是大腸桿菌感染的膀胱炎可以有標準的處方，之後再進一步做
　慢性處方調理。

順勢療法製劑工具箱：

Cantharis 9C，每小時5粒，直到症狀緩減才拉長時間服用

◎針對典型膀胱炎症狀有效（如頻尿、排尿時疼痛、有灼熱感）

◎可以跟抗生素並用，可以幫助減緩尿道痙攣及排尿時疼痛。

Hyper sulphur 15C，5粒每天2次

◎劇痛，尿液中白血球過多但無培養出細菌，預防重複感染

Mercurius corrosiveus 9C，每小時5粒直到症狀緩減才拉長時間服用

◎對膀胱炎的裡急後重效果好，常跟Cantharis 9C交替並用。

Staphysagria 15C，5粒每天1～3次

◎針對間質性無菌膀胱炎，或插尿管或性行為之後的膀胱炎。

針對常患有大腸菌的反覆性膀胱炎，可用下列處方：

Colibacillinum 15C，每週10粒

Sepia 15C，每週10粒

臨床病例：

一位年輕女性在手術後因插管而有膀胱炎，尿液細菌培養正常。
Staphysagria 15C，每天3次，每次5粒。
Hepar sulphur15C，每天2次，每次5粒
但必須建議病人要多喝水。

18歲女性在性行為之後有膀胱炎，尿液細菌培養104 株／每毫升。
Staphysagria 15C，每天3次，每次5粒。
Hepar sulphur15C，每天2次，每次5粒。

28歲女性急性膀胱炎，尿液培養有大腸桿菌。
Cantharis 9C，每小時5粒，直到症狀緩減才拉長時間，需配合抗生素治療。

一個病人膀胱炎非常痛，小便時裡急後重厲害到急診室求診，尿液培養有細菌。
Cantharis 9C和Mercurius corrosivus 9C，每小時5粒交替使用，直到症狀緩減才拉長時間並使用適當的抗生素治療。

一個病人總是大腸桿菌反覆性泌尿道感染。
Colibacillinum 15C，每週10粒。
Sepia 15C，每週10粒。

表9

膀胱炎及間質性膀胱炎

一有症狀
Staphysagria 15C
Hepar sulphur 15C
每天3次，每次5粒，交替使用

燒灼感、頻尿
Cantharis 9C
每小時1次，每次5粒

燒灼感
感覺很急卻無法順利排出
Mercurius cor. 9C
每小時1次，每次5粒

預防復發
Colibacillinum 15C
Sepia 15C
每週1次，每次10粒
Staphysagria 15C
每天1次，每次5粒

月經痛

運用順勢療法的原因：

◎對於年輕女性，經痛是非常常見的症狀，但是許多的治療方式都無法
　避免有醫療風險。
◎順勢療法可以迅速的將許多擾人的症狀消除，不需要服用女性賀爾
　蒙。

順勢療法的優勢：

◎順勢療法可以迅速的將許多擾人的症狀消除。
◎可以當作第一線治療方法，亦可當西醫的藥物治療無效時，配合著使
　用。

臨床使用建議：

◎如果一當月經痛就服用，順勢療法解除疼痛是有效的。
◎順勢療法需要時，可以每30分鐘使用1次，並視症狀的好轉，再拉長
　服藥的間距，可以兩種處方並用或交替使用。
◎若是年紀較大的經痛，必須評估是否有其他問題（如肌瘤）等。

順勢療法製劑工具箱：

Cimicifuga 9C，針對痛，痛時就可以吃5粒
◎當月經量開始多時更痛，通常是在第一天來開始時痛的人適用
Caulophyllum 5C，針對痛，痛時就可以吃5粒，視需要一天可重複多次服用。
◎此處方對子宮頸的環狀肌有放鬆作用
◎特別是子宮痙攣好像生產痛一般
Colocynthis 9C，針對痛，痛時就可以吃5粒，視需要一天可重複多次服用。
◎此處方對平滑肌痙攣有特效，特別是子宮肌層絞痛
◎病人常會不自覺彎起身子
◎按壓肚子（譬如用枕頭）或熱敷時，症狀會改善
◎病人痛起來時很焦躁。
Sabina 9C，痛時就可以吃5粒，視需要一天可重複多次服用。
◎經痛很嚴重，且痛會從尾椎骨痛到恥骨
◎月經量大、鮮紅，且伴有血塊
Secale cornutum 5C，痛時就可以吃5粒，視需要一天可重複多次服用。
◎像生產痛
◎月經量大且血色黑，有臭味
Veratrum album 9C，痛時就可以吃5粒，視需要一天可重複多次服用。
◎經痛嚴重
◎常有迷走神經症狀，冒冷汗，甚至會暈眩
◎症狀伴隨臉色蒼白快昏倒，嘔吐跟腹瀉

臨床病例：

年輕女性，月經剛來半年，每次來時第一到三天都很痛，月經週期還不規則，月經量適中但還是肚子痛的很厲害，甚至每次都要請假，只有在家裡彎著身體，躺著用二個枕頭壓肚子，才覺得舒服。痛的時候往往在床上翻來覆去。

Colocynthis 9C與Caulophyllum 5C，每次5粒，每三十分鐘交替使用直到症狀緩減，才拉長間隔使用。

年輕女性，經痛已經好幾個月，月經量多必須時常換棉片，肚子痛一陣一陣，月經量多時更痛，通常是第一到三天，病人自述痛從尾椎骨痛到恥骨，經血量多鮮紅且有血塊。

Cimicifuga 9C，Sabina 9C，每次5粒，每三十分鐘交替使用直到症狀緩減，才拉長間隔使用。

年輕女性，月經量多且劇痛，痛雖不是持續性的，但一痛甚至會痛到暈倒，病人自述上次在學校還痛到暈倒送急診，並被診斷是迷走神經性昏厥，經血是黑色液體。

Veratrum album 9C、Secale cornutum 5C，每次5粒，每三十分鐘交替使用直到症狀緩減，才拉長間隔使用。

月經痛

表10

月經痛

劇痛
有迷走神經昏厥傾向
Veratrum album 9C

月經量正常
腹痛、間歇性痛
Colocynthis 9C
Caulophyllum 5C

選擇一種處方
或
合併使用2～3種處方
每30分鐘（交替）使用1次，
直到症狀緩解，再拉長間隔

痛會隨月經量變多
而更痛
Cimicifuga 9C
（Actaea racemosa 9C）

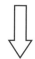

月經量大且有血塊
Sabina 9C

像生產般的痛
月經是黑色液體
Secale cornutum 5C

消化不良，脹氣

運用順勢療法的原因：

◎病人常因爲腸胃道症狀來就診，西醫的治療效果有限或有時總檢查不
　出病因。
◎這些不適通常是功能性，所以如果**沒有將病人的特異性及精神心裡狀況
　考慮進去時通常治療會不盡理想**。

順勢療法的優勢：

◎順勢療法會考慮病人的行爲特質。
◎順勢療法治療效果良好因爲對腹脹的部位、原因、何時變糟都有考慮
　進去。
◎如果治療無效或是一段期間後又復發或慢性化，必須將病人當作一個
　整體來考慮，慢性用藥的部分不在此討論。

臨床使用建議：

◎有關飲食及衛生習慣需要一併提醒病人。
◎針對腸胃方面，總是一併開立調整情緒壓力的處方。

順勢療法製劑工具箱：

Argentum nitricum 15C，每天1～2次，每次5粒

◎噯酸水、上腹脹、大聲打嗝時症狀會緩減，病人是一個總是很緊張、焦慮不安、急性子、有點神經質的病人

Asafoetida 9C，每天3次，每次5粒

◎腹脹很嚴重，上腹充滿空氣，當食道痙攣時會打嗝

Carbo vegetabilis 9C，每天3次，每次5粒

◎腹脹嚴重，因為吃太多所以消化不良、打嗝

Cinchona 9C，每天3次，每次5粒

◎整個肚子脹，一摸就不舒服。有時拉太厲害虛脫。對牛奶、水果、酒無法消化

Ignatia 15C，每天一至二次，每次5粒

◎身體症狀多樣化不一致，不論是痛的部位或病患覺得有東西卡在消化道，常在壓力時出現症狀

◎過度敏感緊張，當病人分心時症狀就緩減

Kali carbonicum 9C，每天3次，每次5粒

◎上腹脹得很厲害，會引起呼吸道症狀，會打嗝，一吃東西就腹脹

Lycopodium 15C，每天一至二次，每次5粒

◎吃完飯不久下腹就開始脹，下午4～8點之間最不舒服

◎很情緒化、焦慮、驕傲、缺乏自信感、被反駁時會生氣的人

Nux vomica 15C，每天一至二次，每次5粒

◎上腹脹。吃完後1～2小時最不舒服，通常飯後會想睡

◎適用於因為喝酒，吃很多刺激性飲食或藥物的人

◎是一位很敏感、易怒、脾氣不好的人

Thuja 9C，每天3次，每次5粒

◎腹脹通常是下腹

◎肚子咕嚕咕嚕叫，有社交恐懼、罹癌恐懼、強迫症的傾向

消化不良，脹氣

臨床病例：

27歲男性，總是整個肚子脹氣。特別是吃完水果或乳製品時。大聲打嗝之後症狀會減緩，肚子一碰到就不舒服，病人有點緊張神經質，不安焦慮總是很急，同時會做很多事。

Argentum nitricum 15C，每天1次，每次5粒，飯前。

Cinchona（China rubra）9C，每天3次，每次5粒，飯前。

48歲女性整個肚子很脹，覺得好像吃的東西都變成肚子的空氣，消化很慢。

飯後下腹很脹，下午4-8左右不適最嚴重，他有些焦慮、驕傲、容易被激怒，沒有自信感。

Lycopodium 15C，每天1次，每次5粒，飯前。

Carbo vegetabilis 9C，每天3次，每次5粒，飯前。

年輕女性上消化道充滿空氣，一直打嗝，會覺得食道痙攣，焦慮有壓力的，但一分心就症狀改善。

Asafoetida 9C，每天3次，每次5粒，飯前。

Ignatia amara 15C，每天2次，每次5粒，在兩餐間服用。

34歲男性，上腹很脹，影響呼吸不適。有時半夜會坐在床邊來解除症狀。他是一位有權威，易怒、脾氣壞、吃很多、常打嗝的病人。

Nux vomica 15C，每天二次，每次5粒。

Kali carbonicum 9C，每天3次，每次5粒。

二種藥物飯前服用

消化不良，脹氣

表11

消化不良，脹氣

依腹脹的部位區分
每天3次，每次5粒糖球，飯前

上腹部　　　　　　下腹部　　　　　整個肚子

食道充滿空氣、痙攣　　肚子咕嚕咕嚕叫　　一摸就很敏感、吃了水果和
Asafoetida 9C　　　　Thuja 9C　　　　　乳製品後拉到虛脫
呼吸不舒服　　　　　　　　　　　　　Cinchona（China rubra）9C
Kali carb. 9C　　　　　　　　　　　　整個肚子脹、消化不良
　　　　　　　　　　　　　　　　　　Carbo veg. 9C

+

依情緒狀況
每天1～2次，每次5粒

怕東怕西　　　　　　　　　　急躁易怒
上腹脹　　　　　　　　　　　　上腹脹
Argentum nit. 15C　　　　　　Nux vomica 15C

很敏感、常胃痙攣　　　　　情緒焦慮、下腹脹
Ignatia amara 15C　　　　　Lycopodium 15C

流行性感冒

運用順勢療法的原因：

◎流行性感冒發生突然且有很多併發症狀如發燒、疼痛及病人整體狀況受影響。

◎除了嚴重的併發症以外，流行性感冒大流行時的曠職，長時間的恢復期，還有使免疫系統變弱，而有時流感之後會造成反覆性鼻咽感染。

◎醫學上，病毒感染除了多休息、多喝開水以外，並沒有特殊的治療方法。所以順勢療法可以發揮其價值。

◎至於流感疫苗雖然對大流行時有效，但並不能對所有流感病毒株都有保護力。

順勢療法的優勢：

◎基本對流行性感冒的處方是**Oscillococcinum®**，一當有症狀就可以服用，可以減緩流感的嚴重度及縮短病程。

◎順勢療法處方是對各種流行性感冒都有效，其針對發病時的症狀（包括發燒、關節肌肉痛、腸胃道症狀，和有些神經學症狀等）來做處方。順勢療法可以減少曠職、虛弱、沒胃口。後續的咳嗽也可以很快被處理而沒有任何併發症。順勢療法對打完疫苗後的虛弱和假性流感症狀也是有用。

臨床使用建議：

◎當每次感染的第一天就開始使用順勢療法，之後再服用一兩種處方，來解決所有的臨床症狀。

◎觀察幾天後所以的人都會對第一線的標準處理有得到益處。

◎必須尊重身體免疫系統對病毒所產生防禦性的發燒反應，但還是可做適當的退燒讓病人較舒服。

◎治療盡量一開始有症狀就越快使用，越頻繁使用越好，直到症狀緩減。

◎每個冬天都可以使用下列處方來預防流行性感冒：Oscillococcinum每週1次、Echinacea 5C，每天5粒。

順勢療法製劑工具箱：

Oscillococcinum®，一旦有症狀就服用一管，之後每6小時，共3次

為了預防流感，可以大流行時一週一管

Aconitum napellus 9C，每小時5粒

◎突然發生、發燒、臉充血。皮膚乾、不流汗。病人焦躁不安

Belladonna 9C，每小時5粒

◎波動性發燒，咽喉或耳朵局部紅腫

◎黏膜乾（口乾舌燥）臉部大汗淋漓

◎虛弱跟焦躁不安交替出現

Eupatorium perfoliatum 9C，每小時5粒

◎肌肉酸痛、四肢深部疼痛、乾咳、眼睛痛

Gelesemium 9C，每小時5粒

◎高燒、頭痛、全身酸痛、視線模糊

Rhus toxicodendron 9C，每小時5粒

◎關節肌肉酸痛，並有長皰疹傾向、很激動

Sulphur iodatum 9C，每天二次，每次5粒共8天

◎持續咳嗽

Influenzinum 15C

◎這個是用流感疫苗稀釋後做的，使用在對於打流感疫苗後的不適（如疲倦或假性流感症狀等），打完疫苗後10粒：

◎也因為臨床症狀相似，所以可以在流感恢復期間服用一管，如有的疲倦、持續性鼻咽喉不適或呼吸道的症狀；也用在10-12月時易反覆性感染時（每次服用一管或10粒，每週1次）

Ecinacea 5C每天5粒

◎當大流行時可增強抵抗力

臨床病例：

一個**病患**幾個小時前開始高燒，他有全身酸痛、頭痛脖子緊張、快虛脫的感覺，臉部大汗淋漓。

Oscillococcinum®，每次一管，每6小時1次共3次。

Gelesemium 9C和Belladonna 9C，每小時5粒，交替使用。

一個**病患**得到流行性感冒，打電話給他的家庭醫師，病人不論在床上或搖椅還是覺得全身不舒服。高燒40度，關節肌肉酸痛，幾個小時前嘴唇邊冒出單純性泡疹。

Oscillococcinum®，每次一管每6小時1次共3次。

Belladonna9C和Rhus toxicodendron 9C，每小時5粒，交替使用。

一個**病患**因流感初期就診，高燒上昇很快達40度，病人臉充血口渴但不流汗，病患不安且抱怨全身關節和四肢酸痛，頭痛眼睛痛眼球一碰就痛。

Oscillococcinum®，每6小時一管共3次。

Aconitum 9C和Eupatorium perfoliatum 9C，每小時5粒，交替使用。

35歲男性流感後還是一直覺得疲倦和一點咳嗽，去年流感後他後來演變鼻竇炎還服用了抗生素。

Influenzinum 15C，每週10粒，兩週後再服用一次。

Sulphur iodatum 9C，每天5粒，一天2次。

55歲女性今年不想打流感疫苗，因為去年打了之後，有流感樣的症狀。

Oscillococcinum®，每週一管。

Echinacea 6C，當流行時每天5粒。

表12

流行性感冒

一有症狀時
Oscillococcium®
每次一管，每6小時1次，共3次

發燒
每小時1次，每次5粒糖球

不流汗　　　　　　大汗淋漓　　　　　虛弱全身酸痛
Acontium 9C　　　 Belladonna 9C　　 Gelseniun 15C

若有酸痛和下面處方交替使用

肌肉酸痛，動一動比較好　　　　　四肘深處痛（痛到骨裏）
Rhus toxicodendron 9C　　　　　Eupatorium perfoliatum 9C

恢復期
Influenzinum 15C
10粒糖球，2週後再1次10粒
Sulphur iodatum 9C
每天2次，每次5粒糖球，持續8天

腸胃炎（急性）

運用順勢療法的原因：

◎一般的腸胃炎因為病情的嚴重度，持續的時間長短，造成身體虛弱、不舒服等等，在在影響病人生活品質及工作。

◎對於這種常見的病症，順勢療法可以迅速有效，不論是感染或是食物中毒，順勢療法都可以加速病患回復的速度。

順勢療法的優勢：

◎順勢療法很特別的地方在，他是根據病患的整體狀況（包括發燒、發抖、不安……等）來處方，同時也會並用對治療嘔吐或腹瀉等症狀十分有效的處方。

◎順勢療法可以顯著的使病人提早回歸健康及工作，卻沒有絲毫的副作用。

◎順勢療法可以減輕腸胃炎的疼痛及幫助恢復。

臨床使用建議：

◎症狀應可以看見在12小時內改善。

◎對持續性胃出血要很小心。

◎適當的補充水分，以防脫水也是很重要。

◎對於腹瀉，9C或15C可以控制或減少腹瀉。

◎對噁心、想吐或腹瀉，每當症狀發生1次就服用處方1次，直到症狀緩減才拉長服用時間。

腸胃炎（急性）

順勢療法製劑工具箱：

Arsenicum album 15C，每天4次，每次5粒

◎灼熱感，水瀉，大便很臭

◎很虛弱

◎很焦慮，跟整體狀況的嚴重度有關

◎出現嘔吐及發燒

◎對病毒性腸胃炎及食物中毒有效

Avena sativa 6X，每天3次，每次5粒，飯前

◎沒胃口

Cinchona（China rubra）9C，腹瀉後1次，每次5粒

◎不痛的腹瀉

◎整個肚子脹氣，一摸就很敏感

◎很虛弱，覺得快暈倒

◎吃太多水果就會拉

◎對腸胃炎後的體力恢復很有效

Cupurm 9C，腹瀉後，每次5粒

◎腹瀉嚴重且有腹痛

◎噁心嘔吐，腹部併有絞痛

Ipeaca 9C，噁心、嘔吐後1次，每次5粒

◎吐後並不會改善噁心感

◎口水分泌多，無舌苔

Nux vomica 9C，噁心、嘔吐後1次，每次5粒

◎吐後噁心症狀會改善

◎舌根部有舌苔

◎常常吃太多

Podophyllum 9C，腹瀉後1次，每次5粒

◎量大、黃色、噴射狀的腹瀉

◎拉肚子前後都會肚子痛

◎拉完肚子會虛脫

Veratrum album 15C，每天4次，每次5粒

◎腹瀉量多且絞痛

◎可能吃太多食物

◎有暈倒的傾向

臨床病例：

一個10歲女孩，噁心，嘔吐，且吐之後症狀並沒有緩減，且有不痛的腹瀉症狀，排便時會有灼熱感。平常是活潑好動的女孩，現在是虛脫無力的樣子，臨床檢查發現整個肚子脹，一碰就很敏感。

Arsenicum album 15C，一天4次，每次5粒。

Chinchona（China rubra）9C，每次腹瀉後5粒。

Ipecac 9C，每次噁心或嘔吐後5粒。

38歲男性，噁心、嘔吐，且吐之後症狀會改善，腹絞痛後腹瀉，整體狀況呈現虛脫且快暈倒的樣子。

Arsenicum album 15C，一天4次，每次5粒。

Nux vomica 9C，每次噁心或嘔吐後5粒，症狀好轉後再減少次數。

Cuprum 9C，每次腹瀉或腹痛後5粒，症狀好轉後再減少次數。

Vararum album 15C，一天4次，每次5粒

34歲女性，噁心，吐之後會改善，有少許舌苔，腹瀉痛，量多噴射狀，虛脫。

Arsenicum album 15C，一天4次，每次5粒。

Nux vomica 9C，每次噁心或嘔吐後5粒，症狀好轉後再減少次數。

Podophyllum 9C，每次腹瀉後5粒，症狀好轉後再減少次數。

3歲小孩，嚴重腸胃炎後，虛弱且無胃口。

Cinchona（**china rubra**）**9C**，早、中、晚各5粒。

Avena sativa 6X，早、中、晚各5粒

2種藥飯前一起服用，持續10天。

表13

腸胃炎（急性）

Arsenicum album 15C
一天4次，每次5粒

依吐的形式
每次噁心或嘔吐後，5粒

吐後不會改善噁心症狀　　　吐後會改善噁心症狀
Ipeca 9C　　　　　　　　　Nux vomica 9C

依腹瀉的形式
每次腹瀉後，5粒

量大且痛　　　　　量大不痛　　　　　　絞痛
Podophyllum 9C　　Cinchona（china rubra）9C　　Cuprum 9C

快暈倒，冒冷汗
Veratrum album 15C
一天4次，每次5粒

病後恢復期
Cinchona（china rubra）9C、Avena sativa 6X
每餐前，各5粒持續用10天

花粉症／過敏性鼻炎

運用順勢療法的原因：

◎很多病人因爲過敏性鼻炎就診，也使用了很多抗組織胺及類固醇。

◎這些藥物有時候必須增加劑量來達到療效，但也產生了副作用（如嗜睡或體重增加）。順勢療法對此已經有臨床實驗證實有效[註4]。

◎順勢療法可以減輕症狀及減少復發。

順勢療法的優勢：

◎順勢療法著眼於病人的症狀及將病人視爲整體來治療。

(1)可迅速解除黏膜的過度反應，讓花粉熱的打噴嚏、流鼻水、結膜炎等症狀迅速改善

(2)預防週期性的發作需要慢性的治療

(3)或先減輕症狀的嚴重度再減少發作的頻率

臨床使用建議：

◎症狀治療要持續整個花粉季節。

◎預防性治療需在沒有症狀的季節開始來預防復發。

（註4）

Morag A. Taylor, David Reilly. "Randomized controlled trail of homeopathy versus placebo in perennial allergic rhinitis with overview of four trial series." BMJ volume 321

勢療法製劑工具箱：

過敏治療藥物

Apis 15 C，每次5粒，每天2次

◎治療鼻黏膜水腫、鼻塞

Histaminum 15C，每次5粒，每天2次

◎局部症狀治療藥物針對全身性過敏

Allium cepa 9C，每次5粒，每天2次

◎大量刺激性鼻水，眼睛不會不適，打噴嚏，頭重重

Arsenic album 9C，每次5粒，每天2次

◎眼睛鼻子有灼熱感、鼻水量少、遇熱會改善、有夜咳氣喘的傾向。

Euphrasia 9C，每小時5粒

◎結膜炎且腫、一直流眼淚

Kali iodatum 9C每小時5粒

◎過敏性鼻炎（春季時）、有前額竇炎傾向、鼻水多且有刺激性、易流淚

Nux vomica 9C，每小時5粒

◎每天早上打噴嚏，對空氣冷氣過敏

Sabadilla 9C，每小時5粒

◎打噴、嚏流鼻水眼淚汪汪、鼻咽癢、有氣喘傾向

Sticta pulmonaryia 6C，每小時5粒

◎鼻塞、好像有東西壓在鼻根處

臨床病例：

一個病人有花粉熱的症狀，又一直打噴嚏，鼻水多又刺激，跟鼻塞、頭重症狀交替影響到他的注意力。

Apis 15C，早晚各1次，每次5粒。

Histaminum 15C，早晚各1次，每次5粒。

Allium cepa 9C，每天4次，每次5粒。

一個病人狂打噴嚏且上顎癢。

Apis 15C，早晚各1次，每次5粒。

Histaminum 15C，早晚各1次，每次5粒。

Nux vomica 9C，每小時5粒與Sabadilla 9C，每小時5粒交替使用。

30歲婦人因花粉熱就診，打噴嚏且半夜常因氣喘醒來。

Apis 15C，早晚各1次，每次5粒。

Histaminum 15C，早晚各1次，每次5粒。

Arsenic album 9C，每晚睡前5粒。

20歲男子，因每年春天的鼻過敏就診，總是合併有前額竇炎有清澈的分泌物。就診時他有鼻塞且有重物壓在鼻根的感覺。通常分泌物會有刺激性且鼻竇會痛。

Apis 15 C，早晚各1次，每次5粒。

Histaminum 15C，早晚各1次，每次5粒。

Sticta pulmonaryia 5C，5粒與Kali iodatum 9C5粒每小時交替使用。

表14

花粉症／過敏性鼻炎

Apis mellifica 15C
Histaminum 15C
每天（早、晚）2次，每次5粒

刺激性鼻水為主
Allium cepa 9C
每小時1次，每次5粒

結膜炎為主
Euphrasia 9C
Kali iodatum 9C
每小時1次，每次5粒
兩種交替用

 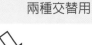

打噴嚏為主
Nux vomica 9C
Sabadilla 9C
每小時1次，每次5粒
兩種交替用

額竇發炎
Sticta pulmonaria 5C
Kali iodatum 9C
每小時1次，每次5粒
兩種交替用

有氣喘的傾向
Arsenicum album 9C
睡前1次，每次5粒

痔瘡（急性）與肛裂

運用順勢療法的原因：

◎對肛裂和痔瘡，順勢療法是快速有效的方法。
◎在所有的推荐療法當中，順勢療法提供最快且最持久的效果。

順勢療法的優勢：

◎順勢療法可以很快的治療痔瘡和肛裂，局部可以用軟膏和乳液，整體
　上可用對 静脈鬱血有效的藥物來幫助肛門癒合。
◎順勢療法有效治療病因。

臨床使用建議：

◎治療的同時最重要是要結合健康的生活型態。在急性期使用順勢療
　法，數天內就有療效；若懷疑病人痔瘡血栓，在療程結束之前應再複
　查。
◎經由簡單的處方即可預防急性痔瘡和肛裂的復發。

順勢療法製劑工具箱：

急性痔瘡

（一）針對整體用藥

Aesculus 5C，視症狀的嚴重程度，每天2～4次，每次5粒

◎直腸飽脹感

◎直腸有針刺感

◎痔瘡有輕微出血

Arnica montana 5C，視痛的程度，每天2～4次，每次5粒

◎此藥作用於靜脈和微血管

◎感覺痔瘡靜脈有瘀傷

（二）針對症狀用藥

Muriaticum acidum 9C，每天2次，每次5粒。

◎相當疼痛，垂脹發青的痔瘡

◎懷疑有血栓性痔瘡

Nux vomica 9C，每天2次，每次5粒。

◎相當疼痛，主要是內痔

◎飲食未加控制引起痔瘡復發（例如吃太辣或是飲酒過量）

◎有便秘傾向

Sepia 9C，每天2次，每次5粒

◎骨盆腔鬱血

◎便秘

◎下肢靜脈曲張

◎常見於懷孕婦女

肛裂

Nitricum acidum 9C，每天2次，每次5粒

◎傷口輪廓清楚伴疼痛，有輕微龜裂出血

臨床病例：

急性痔瘡：

一位擔任護士工作的年輕女性，因相當疼痛的痔瘡復發來診。痔瘡脫垂、疼痛伴輕微出血。

Arnica Montana 5C，每天4次，每次5粒。

Aesculus 5C，每天4次，每次5粒。

一位45歲病人因劇烈疼痛痔瘡復發來診。症狀在進食大量辛辣食物及飲酒後的第二天產生，患者有便秘傾向，肛門指診顯示有內痔。

Arnica montana 5C，每天4次，每次5粒。

Aesculus 5C，每天4次，每次5粒。

Nux vomica 9C，每天2次，每次5粒。

一位30歲的病人因相當疼痛的痔瘡復發來診，坐立難安，行走困難。理學檢查發現痔瘡腫脹厲害、發青且嚴重觸痛。

Arnica montana 5C，每天4次，每次5粒。

Aesculus 5C，每天4次，每次5粒。

Muriaticum acidum 9C，每天2次，每次5粒。

一位**懷孕五個月的婦女**，因急性痔瘡復發來診，自懷孕開始就一直出現便秘，有骨盆腔充血。理學檢查發現下肢靜脈曲張。

Arnica montana 5C，每天4次，每次5粒。

Aesculus 5C，每天4次，每次5粒。

Sepia 9C，每天2次，每次5粒。

肛裂：

一位年輕病人因肛裂來診，傷口輪廓清楚伴疼痛，病變基部有輕微出血。

Nitricum acidum 9C，每天2次，每次5粒。

表15

痔瘡（急性）與肛裂

痔瘡(急性)

Arnica montana 5C
Aesculus 5C
每天4次，每次各5粒

 +

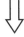

內痔
便秘
飲食未節制
Nux vomica 9C
每天2次，每次5粒

盆腔充血
便秘
懷孕
Sepia 9C
每天2次，每次5粒

劇烈疼痛的痔瘡
懷疑有血栓性痔瘡
Muriaticum acidum 9C
每天2次，每次5粒

肛裂

Nitricum acidum 9C
每天2次，每次5粒

皰疹

運用順勢療法的原因：

◎對抗療法藥物（如aciclovir, valaciclovir），不但價位高而且不見得沒有副作用。

◎在急性期使用順勢療法可以停止或減輕病症、甚至防止復發。

順勢療法的優勢：

◎順勢藥物對初期的水泡有效。

◎對不同時期的皰疹還有其他藥物可用。

◎甚至在某些時期：如月經來潮、暴露在陽光下、發燒、壓力大、或免疫力不足等，容易發作的情況下，可以事先投藥預防。

臨床使用建議：

◎應在第一症狀出現時盡速予以藥物治療，以遏止病程的發展或降低疾病的嚴重度、甚至復發的頻率。

◎對眼睛的皰疹應特別注意，需要照會眼科醫師。

順勢療法製劑工具箱：

Apis mellifica 15C，每小時5粒，當症狀改善時，增長藥物治療的間隔

◎第一症狀出現時的處方

◎有針刺感

◎初期有水腫

Borax 15C，每天4次，每次5粒，直到痊癒

◎有水泡簇集

◎水泡內含透明液體

◎幾個小水泡合併成一個邊緣不規則的假水泡

◎常見於男性生殖器皰疹

Cantharis 15C，每天4次，每次5粒，直到痊癒

◎出現大水泡

◎發展成潰瘍

◎常見於口角皰疹

Croton tiglium 15C，每天4次，每次5粒，直到痊癒

◎水泡內充滿膿液

◎可能發展成黃色的結痂

◎以難以忍受的痛癢為特徵，病人不敢抓癢

◎常見於生殖器官或肛門

皰
疹

Rhus toxicodendron 15C，每小時5粒，當症狀改善時，增長藥物治療的間隔

◎針對整體用藥

◎水泡底部發紅發癢，內含清澈液體

◎應在第一症狀出現時（甚至在水泡出現前）或是復發期間就要給藥治療，以減輕、防止疾病爆發

Vaccinotoxinum 15C，10粒

◎對皰疹病程的發展有效

◎應盡速給藥，越快越好

臨床病例：

一位35歲女性，在月經來潮時爆發生殖器皰疹，檢查可見搔癢難受的小水泡。

Vaccinotoxinum 15C，10粒。越快越好。

Rhus toxicodendron 15C，每小時5粒，可與Apis mellifica 15C，每小時5粒，交替使用。

當症狀改善時，增長Rhus toxicodendron和Apis mellifica藥物治療的間隔。

Croton tiglium 15C，每天4次，每次5粒，直到痊癒。

一位17歲女孩在常陽光曝曬下或是發燒時發生唇部皰疹，來診時有口角皰疹。

Vaccinotoxinum 15C，10粒。越快越好。

Rhus toxicodendron 15C，每小時5粒，可與

Apis mellifica 15C，每小時5粒，交替使用。

當症狀改善時，增長Rhus toxicodendron和Apis mellifica藥物治療的間隔。

Cantharis 15C，每天4次，每次5粒，直到痊癒。

皰疹

一位**41歲男性**陰莖有水泡簇集且部分潰瘍病變。

Vaccinotoxinum 15C，10粒。越快越好。

Rhus toxicodendron 15C，每小時5粒，可與**Apis mellifica 15C**，每小時5粒，交替使用。

當症狀改善時，增長**Rhus toxicodendron**和**Apis mellifica**藥物治療的間隔。

Borax 15C，每天4次，每次5粒，直到痊癒。

表16

皰疹

越快越好
Vaccinotoxinum 15C
10粒

然後
Rhus toxicodendron 15C
Apis mellifica 15C
每小時5粒，交替使用

視水泡的型態
每天4次，每次5粒，直到痊癒

小水泡
（常見於男性生殖器官）
Borax 15C

水泡中含有濃液伴有嚴重搔癢
（常見於生殖器或是肛門）
Croton tiglium 15C

大水泡
（口角皰疹）
Cantharis 15C

帶狀疱疹

運用順勢療法的原因：

◎如果早期用藥可以預防帶狀疱疹的發展。

◎適當的治療可以縮短病程。

◎可以預防疱疹後神經痛等併發症。

順勢療法的優勢：

◎視病兆所在和狀況選擇適當的順勢藥物。

◎可避免併發症和殘餘的帶狀疱疹後疼痛。

臨床使用建議：

◎帶狀疱狀一開始就要用藥。

◎順勢療法可與aciclovir或valaciclovir一起服用。

◎若有眼睛疱疹，應照會眼科醫師。

順勢療法製劑工具箱：

Arsenicum album 15C，每小時5粒，當症狀改善時，增長藥物治療的間隔

◎紅疹或水泡階段

◎有灼熱感

◎用來預防帶狀皰疹後的神經痛

◎有效改善一般情況

Hepar sulphur 15C，每天3次，每次5粒，直到痊癒

◎再度感染、急性化膿

◎輕微觸碰即相當疼痛

Hypericum perforatum 15C，每天3次，每次5粒，直到痊癒

◎神經痛

◎沿著神經走向疼痛

◎經常是向心性疼痛

Kalmia latifolia 15C，每天3次，每次5粒，直到痊癒

◎像電擊般的神經痛

◎通常是離心性的疼痛

Mezereum 15C，每天3次，每次5粒，直到痊癒

◎有搔癢和燒灼感的水泡，內含透明液體

◎或者出現白色或是棕色含膿液的結痂（感染期）

◎也用於神經痛

Ranunculus bulbosus 15C，每天3次，每次5粒，直到痊癒

◎青紫色的水泡內含血樣液

◎陣發性的神經痛（就像被刀刺）

◎通常發生在肋骨間隙

Rhus toxicodendron 15C，每小時5粒，當症狀改善時，增長藥物治療的間隔

◎基底紅疹上的透明水泡

◎有搔癢、燒灼感

◎若及早用藥可以限制病程發展

Vaccinotoxinum 30C，10粒

◎在疾病初期就要服用，越早越好

◎限制病毒擴散

臨床病例：

一位46歲女性早晨起來發現在右側胸部有肋間帶狀皰疹，有持續的燒灼疼痛感，臨床檢查發現有紅斑。

Vaccinotoxinum 30C，10粒，越早越好。

Arsenicum album 15C，每小時5粒，可與

Rhus toxicodendron 15C，每小時5粒，交替使用。

當疼痛減輕、臨床症狀改善時，可增長藥物治療的間隔。

一位72歲男性來診，三天前開始出現相當疼痛的左側肋間帶狀皰疹，合併有陣發性神經痛，痛得像被刀刺。臨床檢查可見塊狀紅疹，還有一些被青紫色水泡所覆蓋的塊狀病變。

Vaccinotoxinum 30C，10粒，越早越好。

Arsenicum album 15C，每小時5粒，可與

Rhus toxicodendron 15C，每小時5粒，交替使用。

當疼痛減輕、臨床症狀改善時，可增長藥物治療的間隔，但須維持每天至少3次的用藥頻率，直到痊癒。

合併使用

Ranunculus bulbosus 15C，每天3次，每次5粒，直到痊癒且疼痛完全消失。

一位61歲男性病人過去五天有右肋間帶狀皰疹，并有燒灼感。理學檢查可見紅斑基底上有透明水泡，另有白色結痂，內含膿狀混濁液體。

Vaccinotoxinum 30C，10粒。

Arsenicum album 15C，每小時5粒，可與

Rhus toxicodendron 15C，每小時5粒，交替使用。

當疼痛減輕、臨床症狀改善時，可增長藥物治療的間隔。但須維持每天至少3次的用藥頻率，直到痊癒。

合併使用

Mezereum 15C，每天3次，每次5粒，直到臨床上痊癒（外觀和疼痛）。

表17

帶狀皰疹

越快越好
Vaccinotoxinum 30C
10粒

Arsenicum album 15C
Rhus toxicodendron 15C
每小時5粒，交替使用

每天3次，每次5粒，直到痊癒

沿著神經走向的神經痛	胸部如刀刺般
Hypericum perforatum 15C	陣發性的神經痛
	Ranunculus bulbosus 15C

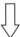

如電擊般的神經痛
Kalmia latifolia 15C

熱潮紅和怕熱

運用順勢療法的原因：

◎近期建議荷爾蒙替代療法主要是針對那些患有更年期症候群的病人進行治療，且時間越短越好，同時要定期再評估此種療法的利弊。有些婦女選擇不使用荷爾蒙替代療法，有些則是無法使用此種療法。

◎不論熱潮紅的嚴重程度，順勢療法是有效且沒有副作用的。

◎這些症狀明顯的改善會讓病人不再需要使用荷爾蒙替代療法。

順勢療法的優勢：

◎順勢療法對於調理患有熱潮紅的女性病人是有效的。簡單的處方就可以治療熱潮紅，同時對於其他更年期間出現的症狀：如睡眠障礙和情緒不穩，都有效。

◎對所有女性而言順勢療法適合第一線治療，尤其是不想使用荷爾蒙替代療法或是對此類療法有禁忌症的女性。

臨床使用建議：

◎一出現更年期症狀就使用順勢療法較爲有效。

◎根據病人症狀的嚴重度，可依其需要給藥，或是作爲每天常規用藥。
經驗指出在怕熱的情況下發生熱潮紅，順勢療法尤其有效。這就是謂
何我們把此症狀特別列爲一章作爲討論的原因。

熱潮紅與怕熱

順勢療法製劑工具箱：

Belladonna 9C，每天3～4次，每次5粒，視症狀而定

◎頭部為主、血管舒縮性的潮紅

◎臉部發紅

◎臉部出汗

Lechesis 15C，每天5粒

◎潮紅主要在臉部

◎夜間會因熱潮紅驚醒且需要脫衣、開窗、或是搧風來緩解症狀

◎怕熱

◎臉部發紅

◎經常頭痛

◎有自發性瘀血

◎情緒不穩，在同一天內有可能發生憂鬱和興奮過度

Sanguinaria 15C，每天3～4次，每次5粒，視症狀而定

◎熱潮紅且臉部發紅

◎不流汗

Sulphur 15C，每天5粒

◎充血性熱潮紅，需要找陰涼處緩解症狀

◎有皮膚炎（如濕疹或是蕁麻疹）、氣喘或是鼻炎的病史

◎樂觀且活力充沛的病人

臨床病例：

一位52歲女性因時常無來由的熱潮紅來診，症狀多發生在夜間，因躁熱無法成眠，必須移開棉被才覺得舒服。當血管舒縮性潮紅時，患者臉部顯著發紅，大量出汗，情緒在急躁和憂鬱間波動。她發現所有症狀會依週遭環境溫度增高而惡化。

Belladonna 9C，每天3～4次，每次5粒，當症狀改善時，增長藥物治療的間隔。

Lechesis 15C，睡前5粒。

一位50歲病人因為熱潮紅來診，她有溼疹和氣喘病史，就診時發生熱潮紅，臉部微紅但不發汗。

Sanguinaria 15C，每天3～4次，每次5粒，當症狀改善時，增長藥物治療的間隔。

Sulphur 15C，睡前5粒。

表18

熱潮紅和怕熱

| 情緒在憂鬱和急躁間波動
Lechesis 15C
每天5粒 | 有皮膚炎、氣喘或是鼻炎病史
Sulphur 15C
每天5粒 |

\+

| 不出汗
臉部發紅
Sanguinaria 15C
每天3～4次，每次5粒
當症狀改善時，
增長藥物治療的間隔 | 大量出汗，臉部發紅
Belladonna 9C
每天3～4次，每次5粒
當症狀改善時，
增長藥物治療的間隔 |

喉炎、聲音沙啞與失聲

運用順勢療法的原因：

◎許多病人前來看診的問題從簡單的聲音沙啞到痙攣性喉炎（喘鳴性喉炎）都有，包括歌者和教師的失聲、與孩童的犬吠樣咳嗽。

◎用咳嗽藥、消炎藥和類固醇時常達不到效果。

◎早期症狀出現時使用順勢療法快速又有效，且可以預防進展成為更嚴重的完全失聲狀況或是急性夜間呼吸困難。

◎夜間呼吸困難發作時，若症狀無法在數小時內緩解，或是出現一些臨床警訊（病人整體情況不佳、無法喝水、呼吸時出現伴隨顯著胸部內陷的喘鳴聲），必須盡速將孩童送至急診住院治療。

順勢療法的優勢：

◎藉由兼顧個別症狀表現，順勢療法可以：
　(1)快速減輕喉部發炎
　(2)減輕咳嗽
　(3)治療聲音沙啞和失聲

臨床使用建議：

◎治療要盡快開始。

◎必須小心診斷並採取相應治療。痙攣性喉炎或是喘鳴性喉炎（喉部急性發炎）和聲門下喉炎（聲門下黏膜水腫）需要密集觀察，服用皮質類固醇藥物。對於聲門上喉炎不可誤診，這是小兒科的急症，現已因為B型流行性感冒嗜血桿菌（Hib）的注射而減少許多。

◎對喘鳴性喉炎的常規建議：應將病人放置在溫暖、潮濕的環境中以改善呼吸。

順勢療法製劑工具箱：

Aconitum napellus 9C，每天4次，每次5粒，或是在疾病初期每15分鐘1次、每次5粒，當症狀改善時，增長藥物治療的間隔

◎伴隨高燒、皮膚乾燥和躁動不安的充血性喉炎

◎沙啞性的乾咳

◎喉部窒息

◎午夜前出現症狀

Arnica montana 9C，每天3次，每次5粒

◎因為聲帶疲乏導致的聲音沙啞

◎演講者的失聲

Arum triphyllum 9C，每天4次，每次5粒，或是在疾病初期每15分鐘1次、每次5粒，當症狀改善時，增長藥物治療的間隔。

◎上呼吸道極易受刺激，喉嚨發紅

◎聲音沙啞伴有雙聲

Hepar sulphur 15C，每天2次，每次5粒

◎喉部對觸碰高度敏感

◎沙啞、窒息性的咳嗽

◎因接觸冷空氣而加重症狀

Rhus toxicodendron 9C，每天3次，每次5粒

◎當開始唱歌或是說話時出現失聲、聲音沙啞

◎漸漸改善

◎當疲勞時又出現

Sambucus 6C，每天4次，每次5粒，或是在疾病初期每15分鐘1次、每

次5粒，當症狀改善時，增長藥物治療的間隔

◎喘鳴性喉炎伴有乾性鼻炎

◎強烈的窒息感，突然咳嗽和發酣

◎鼻子完全阻塞

Spongia tosta 6C，每天4次，每次5粒，或是在疾病初期每15分鐘1次、

每次5粒，當症狀改善時，增長藥物治療的間隔

◎近午夜的哮吼性咳嗽，像在「鋸木頭」

◎有鮮紅、發炎的黏膜

◎喝溫水後改善

臨床病例：

一位母親因其兩歲大的孩子反覆出現急性喉炎前來求診，發作情形都一樣：先是輕微鼻咽炎然後近午夜漸漸出現沙啞性乾咳，伴有喉頭窒息、躁動不安。有時孩子的聲音會在下午出現變化，這是晚上發作的前兆。在出現鼻炎的時候，盡快給予：

Hepar sulphur 15C，每天2次，每次5粒。

Spongia 6C和Sambucus 6C，每15分鐘1次每次5粒，交替使用，當咳嗽出現痰時，增長藥物治療的間隔。

一個嬰兒有鼻炎伴完全性鼻塞，夜間出現咳嗽和窒息。

Sambucus 6C，將10粒溶解在60cc的水裡面，每天4次。

一位孩童因哮吼樣咳嗽來診。當他說話的時候，有時會出現雙聲。夜間在溫暖的房間裡睡覺時會出現窒息。

Arum triphyllum 9C和Spongia 6C每天4次每次5粒，交替使用。

一個健康的孩子午後在外面玩耍，因為天氣熱、流汗而脫衣服，大約在下午五點鐘左右，太陽下山、氣溫開始轉涼時感冒了。晚上八點鐘，他開始發熱、臉紅，沒有出汗，喉嚨痛、聲音沙啞，並開始乾咳：

Aconitum 9C，Arum triphyllum 9C，Spongia 6C，每15分鐘1次，每次5粒，交替使用。

一位合唱團的歌手（**或是學校老師**）因失聲而就診。聲音在唱歌（或開始講話）前是沙啞的，在排練後有所改善。

Rhus toxicodendron 9C，每天3次，每次5粒。

Arnica montana 9C，每天3次，每次5粒。

表19

喉炎、聲音沙啞和失聲

喘鳴性喉炎
一有症狀開始給藥
Hepar sulphur 15C
每天2次，每次5粒

Spongia 6C
Sambucus 6C
每15分鐘1次，每次5粒，交替使用

防止復發
Hepar sulphur 15C
早上5粒

Spongia 6C
Sambucus 6C
睡前各5粒

局部關節疾病

運用順勢療法的原因：

◎一旦診斷確定（關節炎、肌腱炎、全身性病症的局部徵象如纖維肌痛、創傷後疼痛），就要決定治療，非類固醇類消炎藥（NSAIDs）時常令人失望，它們附加上的止痛劑副作用，使得我們必須尋找其他的解決辦法來減低對抗療法藥物的劑量和用藥期間。
◎傳統對抗療法對肩痛、上髁炎、手腕部關節炎、以及腳跟疼痛沒有反應，而順勢療法對其治療效果很好。

順勢療法的優勢：

◎順勢療法藥典中有很多不同的藥物，有些藥物不論發炎的部位為何，皆有其特殊的消炎作用；有些則有特定的作用標靶。
◎單獨使用順勢藥物作為第一線治療時常有效。
◎當順勢療法合併止痛藥和非類固醇類消炎藥使用，止痛迅速，且可縮短對抗療法藥物的用藥期間。
◎順勢療法不只減輕疼痛，且有助於修復損傷的組織。

臨床使用建議：

◎造成疼痛的原因必須先確定，才可以採取相應的治療（內科、物理治療、整骨術、外科手術）。

◎必須盡快開始治療才能得到最好的結果。

◎一旦症狀緩解，必須停止治療。

◎對某種局部性疼痛而言（指間、腳跟），在使用其他治療前，應最先考慮順勢療法。

順勢療法製劑工具箱：

Actaea spicata 6C，**Caulophyllum 6C**，**Polygonum aviculare 6C**，每天2次，每次各5粒

◎手部和手指關節疼痛。

Apis mellifica 9C，每天3次，每次5粒

◎水腫、急性的、刺痛，冰敷可緩解

Arnica Montana 9C，每天3次，每次5粒

◎創傷後疼痛

◎肌肉疼痛

◎有瘀血傾向

Bryonia alba 9C，每天3次，每次5粒

◎延緩發炎的進展

◎漿液和關節液的滲出，關節內滲液

◎輕微活動就疼痛，休息和固定可改善疼痛

Kali bichromicum 9C，每天3次，每次5粒

◎點狀疼痛

◎骨性——骨膜炎疼痛

◎上髁炎

Lachnanthes 9C，每天3次，每次5粒

◎頸部攣縮和疼痛

Medorrhinum 9C，每天1次，每次5粒

Hekla lava 6C，每天3次，每次5粒

◎腳跟疼痛、跟骨骨刺

Rhus toxicodendron 9C，每天3次，每次5粒

◎攣縮、僵硬、關節僵直

◎因為不動的緣故，清晨時症狀會加重

◎活動後和熱敷可以改善

Ruta graveolens 6C，每天3次，每次5粒

◎點狀疼痛

◎肌腱附著處發炎、骨膜炎

◎局部熱敷可改善

臨床病例：

一個病人因上髁炎來診，症狀已持續八天。因打高爾夫球錯誤的姿勢所造成相當局部的疼痛。

Ruta graveolens 6C，**Kali bichromicum 9C**，每天3次，每次各5粒。

一位**60歲男性**因右肩疼痛就診，**X**光檢查發現長二頭肌肌腱鈣化，輕微動作使疼痛更為劇烈。

Bryonia alba 9C，每天3次，每次5粒。

一位**55歲男性**有腰痛。他週末一直在做園藝工作，現在出現非常局部的、椎骨旁（L5-S1）疼痛和腰部肌肉攣縮。疼痛因休息而加劇，他必須要先「熱身」才能站起來，沖熱水澡或是做中等強度的運動後疼痛可緩解。

Rhus toxicodendron 9C，**Arnica montana 9C**，每天3次，每次5粒，交替使用。

一位**72歲女性**抱怨指間關節疼痛，因而減少使用。理學檢查時發現關節腫脹且疼痛。

Actaea spicata 6C，**Caulophyllum 6C**，**Polygonum aviculare 6C**，每天2次，每次各5粒，使用一個月。

一位**42歲男性**，因近期發生的頸部僵硬來診。他有頸部疼痛和肌肉攣縮。需局部熱敷，有軟性頸圈支持。

Lachnanthes 9C，**Arnica montana 9C**，每天3次，每次5粒，交替使用。

表20

局部關節疾病

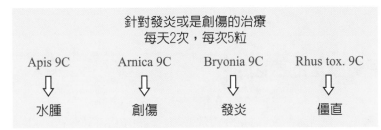

針對發炎或是創傷的治療
每天2次，每次5粒

Apis 9C	Arnica 9C	Bryonia 9C	Rhus tox. 9C
⇩	⇩	⇩	⇩
水腫	創傷	發炎	僵直

+

根據部位
每天2次，每次5粒

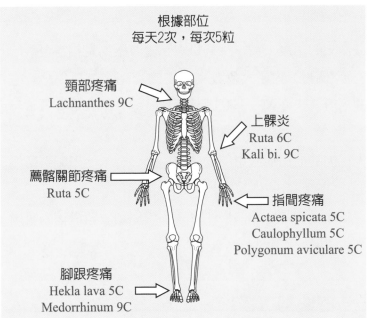

頸部疼痛
Lachnanthes 9C

上髁炎
Ruta 6C
Kali bi. 9C

薦髂關節疼痛
Ruta 5C

指間疼痛
Actaea spicata 5C
Caulophyllum 5C
Polygonum aviculare 5C

腳跟疼痛
Hekla lava 5C
Medorrhinum 9C

腰痛（下背痛）

運用順勢療法的原因：

◎目前為止，腰痛是最普遍的關節疾患，約80％的人在一生中有過腰痛。一般開業醫生的病患中，9％的病人因腰痛來診，居第二主要看診原因。

◎由公共衛生的角度來看，生病日數和處方藥物是相當可觀的，急性腰痛（短於3個月）占了大多數。

◎傳統的治療（止痛劑、非類固醇類消炎藥）不一定有效，且會產生副作用。

◎當病人已因其他病症服用藥物又發生腰痛時，使用順勢藥物可用來避免發生禁忌症的危險性。

◎當急性腰痛發作時，順勢療法可緩解疼痛和放鬆攣縮的肌肉，慢性腰痛也可以使用。

順勢療法的優勢：

◎為了選擇最適合的順勢藥物，必須要小心地分析「疼痛」：定位，是否發散出去，在不同時間、不同姿勢或氣候的變化，症狀是否有改變？

◎為了預防腰痛再發，非常重要的是要考慮腰痛開始發作的狀況。

◎順勢療法時常改善輕微且慢性的腰痛、早晨輕微用力後的肌肉酸痛、或因氣候變化而惡化的痛，因而減少非類固醇類消炎藥和止痛劑的需要。

臨床使用建議：

◎若能將臨床表徵加以分析，順勢療法治療將更為有效且易於採用。

◎非常重要的是要確認運動、月經週期、情緒煩悶或氣候變化與疼痛的引發和惡化是否有關聯。

◎由有經驗且謹慎的醫師使用其他治療方式，如徒手療法（物理治療或整骨術），與順勢療法相輔相成。

腰痛（下背痛）

順勢療法製劑工具箱：

Arnica Montana 9C，從急性期每小時5粒到每天3次，每次5粒

◎肌肉疼痛、僵硬

◎不正常出力或創傷後

◎難以入睡（感覺床太硬）

Kali carbonicum 9C，從急性期每小時5粒到每天3次，每次5粒

◎腰部疼痛

◎雙膝無力感

◎疲累

◎通常在懷孕期間發生

Nux vomica 9C，從急性期每小時5粒到每天3次，每次5粒

◎因久坐的工作生活型態產生的腰痛

◎腰大肌對觸碰敏感

◎就寢時翻身疼痛

◎出現痙攣性腸胃道病症、大腸炎，尤其是那些過動、急躁的人

Rhus toxicodendron 9C，從急性期每小時5粒到每天3次，每次5粒

◎在起床時或固定後腰部僵硬

◎當開始活動時發生疼痛

◎熱敷和活動後可改善

◎有可能與皰疹交替出現

Radium bromatum 9C，從急性期每小時5粒到每天3次，每次5粒

◎腰部疼痛

◎疲勞+++

◎浸泡熱水可改善

Ruta graveolens 6C，從急性期每小時5粒到每天3次，每次5粒

◎椎骨旁點狀疼痛、或是薦尾骨關節疼痛

◎活動時疼痛

臨床病例：

一個65歲男性，在作完園藝工作後因腰痛來診。他的背是僵硬的、因肌肉攣縮而動不了，他覺得很累但浸泡熱水後感覺較舒服。

Arnica Montana 9C，每小時5粒與。

Radium bromatum 9C，5粒交替使用。

一位牙醫因相當局部的下背疼痛（L5-S1）就診，X光顯示一般關節炎。他說疼痛有時會傳到後背。

Ruta graveolens 6C，每天3次，每次5粒。

Arnica Montana 9C，每天3次，每次5粒，在肌肉疼痛時服用。

一位懷有8個月大身孕的婦女，因過去8天一直持續存在的腰痛來診。整個腰部疼痛，坐在硬座上感覺較舒服，當她站立時感覺雙膝快要垮掉。夜間有呼吸困難，必須以半坐姿勢才能入睡。

Arnica Montana 9C，每天3次，每次5粒。

Kali carbonicum 9C，每天3次，每次5粒。

一位45歲男性，要求很多且急躁，因後背疼痛來診。他有明顯的腰部攣縮和髂腰肌觸痛。

他在檢查台上無法翻身。

他具有久坐的工作生活型態，但做些運動後感覺比較好。

Arnica Montana 9C，每天3次，每次5粒。

Nux vomica 9C，每天3次，每次5粒。

一位**48歲婦女**抱怨慢性腰部疼痛，起床時會加劇。她必須在早上先「暖身」和洗熱水澡。疼痛會因潮濕和氣候改變而惡化。

Arnica Montana 9C，每天3次，每次5粒。

Rhus toxicodendron 9C，每天3次，每次5粒。

表21

腰痛（下背痛）

Arnica Montana 9C
每天3次，每次5粒

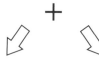

早晨僵硬
Rhus tox. 9C
每天3次，每次5粒

浸泡熱水可改善
全身疲勞
Radium bromatum 9C
每天3次，每次5粒

非常局部的疼痛
（脊椎旁、薦部）
Ruta 6C
每天3次，每次5粒

懷孕婦女
Kali carb. 9C
每天3次，每次5粒

腰肌敏感
（就寢時翻身疼痛）
Nux vomica 9C
每天3次，每次5粒

黃體機能不全（女性更年期）

運用順勢療法的原因：

◎順勢療法可以作用於殘餘卵巢的分泌，幫助調整因黃體機能不足
（LD）所造成的月經週期不順，而且沒有副作用。
◎順勢療法可以完全治療相對的雌激素過多症，而不需要任何賀爾蒙替
代療法。

順勢療法的優勢：

◎順勢療法提供一個有效解決黃體機能不全又不產生任何的副作用（如
體重增加，情緒不穩等）。可作爲第一線用藥，或對於某些不想要或
無法用賀爾蒙替代療法的病患使用。

臨床使用建議：

◎在更年期期間，只要有需要，順勢療法可以調整月經週期。
◎過了更年期不再有任何好處。
◎某些婦女對賀爾蒙變化很敏感，一旦確認有變化，可以開立有效處
方，對病人整體「健康的感覺」有巨大的影響。

順勢療法製劑工具箱：

Folliculinum 15C，在月經週期第8天和第20天各服用10粒

◎經前症候群、乳腺疼痛、水腫、情緒不穩

Sepia 15C，晚上服用5粒

◎下肢靜脈曲張、痔瘡

◎便秘

◎反覆泌尿生殖道感染

◎有憂鬱傾向，想獨處

Lachesis 15C，晚上服用5粒

◎通常在夜晚開始熱潮紅，讓她難以入眠並找尋涼爽的地方

◎當她月經週期開始時症狀立刻緩解

◎臉部潮紅

◎經常頭部抽痛

◎自發性瘀血

◎在同一天當中，情緒是波動的，憂鬱和興奮期交替出現

臨床應用：

一位49歲的病人，因月經週期非常不規則來診，發現她有乳房腫痛、情緒不穩的經前症候群，表示她患有相對的雌激素過多症。
Folliculinum 15C，在月經週期第8天和第20天各服用10粒。

一位50歲的病人，因月經週期不順，造成全身不適來診。她的週期不規則，尤其在月經要來前容易覺得悲傷、想哭。對這個問題她覺得難以啟齒，她還有便秘、反覆性尿道感染，臨床檢查發現下肢有靜脈曲張。
Sepia 15C，晚上服用5粒。

一位47歲的婦女，因每個月熱潮紅數天來診。症狀通常發生在晚上讓她難以入眠，她的週期是延長的，在月經來潮時，她變得特別愛講話，同時又對這些症狀感到沮喪，這種感覺在這期間是有增無減。當她月經一來，症狀即刻緩解，她時常頭痛且輕微碰撞就易瘀血。
Lachesis 15C，晚上服用5粒。

黃體機能不全（女性更年期）

表22

黃體機能不全（女性更年期）

經前症候群合併雌激素過多徵象
Folliculinum 15C
在月經週期第8天和第20天各服用10粒

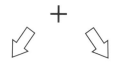

憂鬱傾向、便秘
靜脈曲張
Sepia 15C
晚上服用5粒

熱潮紅、瘀血
頭痛、衝勁十足的
Lachesis 15C
晚上服用5粒

傳染性軟疣

運用順勢療法的原因：

◎在很不愉快的看皮膚科醫生前，試試看順勢療法三個月。

◎如果最初的順勢療法對這些疣效果不佳，但只要是疣已被移除，就可避免復發。

順勢療法的優勢：

◎順勢療法是不會痛的，而且有很多藥適用於這種疾病。

臨床使用建議：

◎假如疣已被移除，治療必須繼續至少三個月。

◎給予之前的順勢療法來預防復發。

順勢療法製劑工具箱：

Mercurius sulphuratus rubber （**Cinnabaris**） 15C，每天2次，每次5粒

◎紅色的，周邊是紅色的病變

◎可能會搔癢

Dulcamara 15C，每天2次，每次5粒

◎淡色透明的病變

Thuja 15C，每天5粒

◎這種藥是必需的，可去除病變又可預防復發

Vaccinotoxinum 30C，每周10粒

◎此藥可預防傳染性軟疣的形成

臨床病例：

一個十二歲的女孩，長出許多淺色的傳染性疣。她的媽媽相信定期去游泳會促使病情加重且會復發，一年前他去看皮膚科醫生，這位醫生幫他去除十五個疣。

Vaccinotoxinum 30C，每周10粒。

Thuja 15C，5粒，中午服用。

Dulcamara 15C，早晚各5粒，服用三個月。

假如病變一直持續，去看醫生後，用同樣的療法六個月來預防復發。

一個十六歲的男孩呈現很多紅色的傳染性軟疣而且很癢。

Vaccinotoxinum 30C，每周10粒。

Thuja 15C，5粒，中午服用。

Mercurius sulphuratus rubber（Cinnabaris）15C，早晚各5粒，服用三個月。

假如病變一直持續，去看醫生後，用同樣的療法六個月來預防復發。

表23

傳染性軟疣

Vaccinotoxinum 30C
每周10粒
Thuja 15C
每天1次，每次5粒
持續三個月

+

紅色的疣	淡色或透明的疣
Mercurius sulphuratus rubber（Cinnabaris）15C 每天2次，每次5粒 服用三個月	Dulcamara 15C 每天2次，每次5粒 持續三個月

暈車／暈船

運用順勢療法的原因：

◎順勢療法可治療不舒服，且不會有任何的副作用，例如嗜睡。
◎順勢療法的好處和功效已經臨床試驗證明。^(註5)

順勢療法的優勢：

◎藥方可依病人對藥物的反應做調整。
◎只要有關暈車的症狀，從虛弱到頭昏伴有蒼白出汗，有時包括暈眩、
　頭痛、噁心和嘔吐。
◎我們經常會遇到消化功能不佳，緊張典型的個案，加上藥物控制情緒
　將會提高治療效果。

臨床使用建議：

◎應該在旅行前一天開始治療，早中晚各服用1次並且在旅途中每小時
　各服用1次。這很難斷定是不是功能性障礙，尤其是小孩。推薦一個
　合成的配方，這個配方包括對所有暈車都有效。

（註5）

Hariveau E. "Comparaison de Cocculine® au placebo et a
un produit de rèfèrence dans le traitement de la naupathie.
"L'Homèopathie Francaise, 1992, 80（2）, p.17-20.

順勢療法製劑工具箱：

依臨床的現像來考量的藥物

Borax 9C，每小時5粒，旅行前一天，早中晚各1次，1次5粒

◎蒼白

◎頭暈

◎噁心

◎暈船或暈機

Tabacum 9C，如果是因小小的移動就加劇噁心或口水分泌，早晚各5粒

Cocculus 9C，假如因橫向加速引起的噁心、口水過多、頭痛和暈眩加劇，早晚各5粒

情緒控制的藥物

Argentum nitricum 15C，旅行前一天及當天，早中晚各5粒

◎病人煩亂不安、急躁和緊張

◎預期的焦慮

◎胃脹氣

Gelsemium sempervirens 15C，旅行前一天及當天，早中晚各5粒

◎害怕或擔心會生病

◎功能性的腹瀉

◎顫抖

Ignatia amara 15C，旅行前一天及當天，早中晚各5粒

◎矛盾的行為（病人在車內閱讀沒事，但看車外路上就有事）出現對立
　的症狀

◎過度興奮的情緒

◎有痛點、痙攣，好像有東西哽在喉嚨

Lycopodium 15C，旅行前一天，早中晚各5粒

◎焦慮、缺乏自信

◎驕傲、容易生氣

◎消化緩慢

◎肚臍下脹氣

◎有偏頭痛的可能

Nux vomica 15C，旅行前一天及當天，早中晚各5粒

◎霸道的、善變

◎對於氣味和水果非常敏感

◎不想當乘客

◎消化不良

◎嘔吐可減輕噁心一陣子

臨床病例：

一個八歲的小孩對度假前的期盼非常興奮。一上車就不舒服，他必須藉閱讀、唱歌或玩遊戲來避免開始噁心或嘔吐。

Ignatia amara 15C，旅行前一天及當天，早中晚各5粒。

Tabacum 9C，Cocculus 9C，早、晚各5粒。

一位24的婦女害怕飛行，會暈機而且事前會擔心生病如噁心、嘔吐和腹瀉，不舒服時會發抖。

Gelsemium sempervirens 15C，旅行前一天及當天，早中晚各5粒。

Tabacum 9C，Cocculus 9C，早、晚各5粒。

Borax 9C，旅行前一天，早中晚各5粒。旅行中每小時5粒。

一位35歲的男士不管搭什麼交通工具都會生病。出現面色蒼白、冒冷汗、感到暈眩噁心，嘔吐可稍微緩解一下。自己開車就沒事，他個性很嚴格又霸道。

Nux vomica 15C，旅行前一天及當天，早中晚各5粒。

Tabacum 9C，Cocculus 9C，早、晚各5粒。

一位40歲的女性會暈車，平常就有的消化緩慢更嚴重。她面色蒼白，因頭痛而噁心並且感到暈眩、頭暈。對他而言，上腹脹氣是很平常的，但暈車時更明顯更惱人，她焦慮不安。

Lycopodium 15C，旅行前一天及當天，早中晚各5粒。

Tabacum 9C，Cocculus 9C，早、晚各5粒。

表24

暈車／暈船

Tabacum 9C、Cocculus 9C
早、晚各5粒

依據情緒行為
旅行前一天及當天，早中晚各5粒

煩亂不安、急躁伴隨
預期的焦慮
Argentum nit.15C

對聲音氣味非常敏感
嚴格又善變
Nux vomica 15C

恐懼、預期的焦慮
害怕會生病 顫抖
Gelsemium 15C

焦慮、驕傲
容易生氣
肝功能不佳
Lycopodium 15C

矛盾的現象
相對立或變化的徵兆
Ignatia 15C

暈機或暈船
Borax 9C
早中晚各5粒，旅行中每小時5粒

口腔潰瘍

運用順勢療法的原因：

◎口腔潰瘍或口瘡通常是良性的，但會令人很不舒服而且傳統療法通常
　效果不佳又痛苦。
◎順勢療法能迅速去除病痛又可防止潰爛。
◎也可預防擴散和併發症。

順勢療法的優勢：

◎對各種常見不適症狀都有效
　(1)單一的潰瘍
　(2)多發的潰瘍
◎不同的外觀
　(1)規則或不規則的潰瘍
　(2)白色或黃色的潰瘍
　(3)出血或不出血的潰瘍

一般而言，在最嚴重時採用一周的療程，可以減少或不再復發。假如有
頑強的口瘡必須考慮長期的順勢療法，也要把病人視爲一個整體考慮進
去，這個議題不在這裡討論。

順勢療法的優勢：

◎當症狀出現時，盡可能早點開始治療。

◎敏感的病人避免吃核桃、榛果、覆盆子、草莓番茄和硬的乳酪。

◎可實施局部治療。

◎小心口腔潰瘍的擴散。

◎對嚴重的口瘡有整體狀況改變或伴隨眼睛、生殖器、關節胃腸症狀的，要特別的照護。

順勢療法製劑工具箱：

Borax 9C，一天3次，1次5粒，直到痊癒

◎單一的有灼熱的潰瘍，主要長在牙齦上

◎臉頰內的潰瘍（偶爾的）

Kali bichromicum 9C，一天3次，1次5粒，直到痊癒

◎有規則邊緣的潰瘍，底部被黃色薄膜覆蓋

◎通常長在咽部

Mercurius corrosives 15C，一天3次，1次5粒，直到痊癒

◎多發的潰瘍

◎任何一種在牙齦上的潰瘍，看起來可能會出血

Nitricum acidum 9C，一天3次，1次5粒，直到痊癒

◎不規則形狀的潰瘍，輕碰底部就會出血

◎或有出血的龜裂

臨床病例：

一位三十歲的男性呈現牙齦潰瘍並有強烈灼熱的痛。

Mercurius corrosivus 15C，一天3次，1次5粒。

Borax 9C，一天3次，1次5粒。

兩種藥必須每天輪流服用，直到痊癒。

一位女士在咽部呈現規則形狀底部黃色的潰瘍。

Mercurius corrosivus 15C，一天3次，1次5粒。

Kali bichromicum 9C，一天3次，1次5粒。

兩種藥必須每天輪流服用，直到痊癒。

一位年老的病人有不規則形狀，用鴨舌板輕碰就容易出血的潰瘍而且非常的痛。

Mercurius corrosivus 15C，一天3次，1次5粒。

Nitricum acidum 9C，一天3次，1次5粒。

兩種藥必須每天輪流服用，直到痊癒。

表25

口腔潰瘍

Mercurius corrosivus 15C
一天3次，每次5粒，直到痊癒

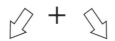

單一的口腔潰瘍
Borax 9C
一天3次，每次5粒
直到痊癒

出血的口腔潰瘍
Nitricum acidum 9C
一天3次，每次5粒
直到痊愈

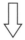

規則形狀的潰瘍
Kali bichromicum 9C
一天3次，每次5粒
直到痊癒

孩童間歇性的壓力

運用順勢療法的原因：

◎許多父母因爲孩子產生焦慮和行爲不當而去諮詢。要忽略或是認爲是
　父母有時是老師主觀的判定是不夠的。問題是實際而且孩子的需求是
　顯而易見的。
◎順勢療法幫忙解決兩個問題：
　(1)預防或降低使用治療精神異常的藥物
　(2)避免整個家庭陷入充滿圍籬、不確定結果的迷思

順勢療法的優勢：

◎沒有副作用也沒有藥物依賴性，我們必須記住我們是在治療兒童和青
　少年。
◎調整療法：順勢療法一直是根據症狀、內容和孩子反應方式之間的關
　係來調整。
◎綜觀之：症狀一直是融合了諮詢時的一般內容。當開藥方治療心理行
　爲的症狀也會把個人和家族史、吃的習慣、耳鼻喉和皮膚病都考慮在
　內。

臨床使用建議：

◎引起孩子壓力通常是重復的：家庭事件、學校問題……等。預防療法
可被採用而無藥物依賴之憂。

◎除了一些特別的案例，一開始就單採用順勢療法以評估小孩對反應的
能力是比較好的。如果需要的話，對抗療法的藥物可稍後再用。併用
順勢療法有減少藥量和用藥的時間的可能。

◎如果心理療法是必要的，順勢療法有助於完成心理療法且提高效果。

順勢療法製劑工具箱：

Gelsemium sempervirens 15C，一天5粒

◎癱瘓，預期性焦慮

◎害怕老師考試或運動的活動，產生發抖、腹瀉和神志不清的症狀

Ignatia amara 15C，一天5粒

◎所有的感官極度敏感，而且小孩很興奮：引起許多不同的症狀，如間歇性的痛和情緒起伏

◎一會兒笑一會兒哭，很難讓孩子平靜下來或上床睡覺

◎當小孩轉移注意力，情緒促使症狀加劇的狀況會消失

Nux vomica 15C，一天5粒

◎小孩很沒耐心，易怒又善變，學校課業和課外活動造成過度的負擔

◎伴隨情緒失調，還有間歇性消化不良，胃酸逆流，大腸炎，假性便秘

Pulsatilla 15C，一天5粒

◎小孩很害羞，情緒化，很黏人且容易感冒

◎喜歡傍晚，不喜歡上床睡覺，他們認為這是處罰或被遺棄

◎剛開始上學或弟妹的出生使情緒更加惡化

Staphysagria 15C，一天5粒

◎有挫折感，對易怒的徵兆和身體的失調如瘙癢，神經性咳嗽，尿頻和尿床，感到惱怒或不公平

臨床病例：

一個十歲的男孩定期的抱怨腹痛，大腸炎和每天上大號2至3次，愛吃甜食，喝很多泡沫的飲料，吃很多糖果零嘴和蛋糕。就讀五年級，成績好。休閒時玩足球，練習柔道，彈鋼琴。固定去看牙齒矯正醫生和語言治療師。他很沒耐心，愛發脾氣又容易生氣。

Nux vomica 15C，每天5粒能調整腸胃不適和壓力。

一個十三歲的青少年，放學回家很生氣的關門。他抱怨數學老師不公平或同學的話令他生氣。他很不快樂，焦慮不安，愛發脾氣，抱怨腹痛。

Staphysagria 15C，每天2次，每次5粒，服用三天。如果需要的話，持續每天服藥1次。

三歲大的男孩，九月開始上托兒所，每天早上都會哭，不想一個人留在學校。性情善變，喜怒無常，雖已接受小便訓練數月，但仍尿濕褲子，拒絕上床睡覺。他妹妹七月出生，是很重要必須知道的事。

Pulsatilla 15C，睡前每小時5粒，服用一周。

緊張的小孩，自從上學開始煩躁不安，對一點小事就過度敏感。一會哭一會笑，腹痛、頭痛，當注意力轉移時，一切症狀很快就消失了。

Ignatia amara 15C，每天2次，每次5粒，服用三天。如果需要的話，持續每天服藥1次。

表26

孩童間歇性的壓力

每天5粒

害怕的小孩
Gelsemium 15C

煩躁不安，恐懼的小孩
Argentum nit. 15C

過度情緒化的小孩
Ignatia amara 15C

多愁善感的小孩
Staphysagria 15C

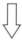

太多活動的小孩
Nux vomica 15C

腫瘤與順勢療法的藥物

運用順勢療法的原因：

◎對癌症患者而言，順勢療法是很實用的一種補助療法。許多法國和歐
　洲的試驗顯示百分之35～40的癌症患者採用順勢療法的藥物。^(註6)

◎因爲效果好又無副作用，而且對其他藥物有相容性，順勢療法是醫
　生得力的支持照顧療法，能提高患者對傳統治療的忍受度。順勢療法
　讓患者改善不適的狀況，進而使他們更好地準備來完成傳統的治療照
　護，患者對治療選擇感到更好而且有更多的能量來面對疾病。

順勢療法的優勢：

◎順勢療法可緩解因化療引起的嘔吐和粘膜炎。

◎在放療期間，一些順勢療法藥物是被推薦來減少放療引起的灼傷，提
　高治癒率，特別是建議要做乳房重建的乳癌患者。

臨床使用建議：

◎治療的組織架構是依不論哪種癌症患者的症狀而提議的。

◎順勢療法的藥物是依照簡單的治療架構而執行的，對易受傷害的患者
　將不會使處方複雜化，這些藥物可當作補助傳統藥物如抗生素，退燒
　劑等等。其他順勢療法是治療焦慮或睡眠障礙。

（註6）

Bagot JL. L'homéopathie dans les soins de support en cancérologie.
Éditions CEDH, 2007.

順勢療法製劑工具箱：

Arsenicum album 9C，每天3次，每次5粒

◎在化療後，患者出現很多量的灼熱性嘔吐，整體狀況衰弱和發抖

◎在放療期間，有助於減輕灼熱感或治療引起疲倦。這種情況每天服用
　1次

Bovista 9C，每天5粒

◎淋巴腫大

Causticum 9C，每天5粒

◎用於放療開始，此藥提高放療部位的痊癒而且預防回縮性的傷疤，放
　療後可繼續治療直到重建手術（如乳房、臉部等等）

Cocculine®，每天3次，1次10粒，化療前每天及當天服用

◎此藥經常用於化療中

◎助於減低化療後的噁心和嘔吐

Mercurius corrosivus 9C，每天3次，每次5粒

◎此藥用於化療後的口瘡和粘膜炎

Natrum sulphuricum 9C，每天5粒

◎淋巴腫大

Radium bromatum 9C，每天5粒

◎用於放療開始，此藥提高放療部位的痊癒而且預防回縮性的、硬化
　的、灼熱的、腫大的、新形成血管傷疤。放療後可繼續治療直到重建
　手術（如乳房、臉部等等）。

Calendula ointment / lotion，每天1次

◎已有發表的臨床試驗證實^(註7)此金盞花膏／乳液的效果。它可以改善放療引起的燒傷，促進癒合，和減少放射性治療引起的皮膚炎。減輕焦慮和治療睡眠障礙的藥物，於「壓力」和「睡眠障礙」篇討論。

（註7）

Phase III Randomized Trial of Calendula officinals Compared with Trolamine for the Prevention of Acute Dermatitis during Irradiation for Breast Cancer" Journal of Clinical Oncology, 2004, Apr 15:22（8）;1447-1453

臨床病例：

十二歲的病患，為腫瘤縮小正進行Ewing的惡性毒瘤化療第一階段後來諮詢。他經歷很大量灼熱性嘔吐的痛苦而且從化療第二天常常感到虛弱。化療四天後出現粘膜炎，無法進食。他和他的父母希望在未來的療程可以避免這種現象的發生，在檢查時，出現體重稍微減輕，皮膚和粘膜蒼白。

Cocculine®，每天3次，每次10粒，化療前一天及當天服用。

Arsenicum album 9C，每天3次，每次5粒，隨著化療服用五天。

Mercurius corrosivus 9C，每天3次，每次5粒，化療末期服用五天。

45歲的婦女因乳癌已做右乳切除和淋巴結切開。他將進行放療而且要求乳房重建術。右手臂淋巴腫大。

Bovista 9C，每天5粒。

Natrum sulphuricum 9C，每天5粒。

Causticum 9C，每天5粒。

Radium bromatum 9C，每天5粒。

最後兩種藥在放療期間服用直到乳房重建。

Calendula Ointment / Lotion 金盞花膏，每次放療後立刻擦1次匀稱的乳液，但每次放療前一定要小心清除乾淨。

患者在放療第一週後，再次諮詢。他很虛弱，而且說在放射部位皮膚非常灼熱。

Arsenicum album 9C，在放療期間，每天5粒，加入治療計劃中。

表27

腫瘤和順勢療法的藥物

噁心和嘔吐
Cocculine®
每天3次,每次10粒　化療前一天及當天服用

大量嘔吐,常感虛弱,發抖
Arsenicum album 9C
每天3次,每次5粒

口瘡,粘膜炎
Mercurius corrosivus 9C
每天3次,每次5粒

癌症病人
的支持療法

放療時
預防及治療
引起的灼傷
Calendula
Ointment / Lotio
(金盞花膏)

回縮性疤痕
Causticum 9C
每天5粒

硬化的疤、新生血管
Radium bromatum 9C
每天5粒

淋巴腫大
Bovista 9C
Natrum sulphuricum 9C
每天5粒

放射部位的灼痛　虛弱
Arsenicum album 9C
每天5粒

骨質疏鬆症

運用順勢療法的原因：

◎從接近更年期開始，順勢療法能有效預防骨質疏鬆，尤其是婦女有家
　族和個人史顯示潛在的骨質缺乏症狀。

◎順勢療法可用來補充傳統的治療有骨折的骨質疏鬆婦女。

順勢療法的優勢：

◎治療配合不同的藥物，都用來保持骨質的礦化。

◎標準的療法應該要依個人做調整的特定長期治療。

臨床使用建議：

◎特定生活方式和飲食控制應遵從，並且加上順勢療法。

　(1)定期運動

　(2)富有大量鈣和維他命D的均衡飲食

　(3)不抽菸

◎有骨折的骨質疏鬆症需要傳統療法。

順勢療法製劑工具箱：

Silicea 15C，每週10粒

◎此藥是為了無法修補鈣和微量元素的患者

臨床病例：

65歲的婦女，諮詢有關骨質缺乏的病。骨質密度結果T的量表是負2，顯示有骨質缺乏症。她沒有骨折。

Silicea 15C，每週10粒。

72歲的患者剛發生橈骨遠端骨折。檢測顯示有骨質疏鬆，他已服用Fosamax®、鈣片和維他命D了，想要做補充治療。檢測均為正常。

Silicea 15C，每週10粒。

表28

骨質疏鬆症

預防骨質疏鬆
長期治療
Silicea 15C
每周10粒

末梢血管疾病，凍瘡

雷諾綜合症的症狀包括顯著的手指腳趾血管痙攣，或許跟第一級的凍傷有關。

運用順勢療法的原因：

◎順勢療法是治療有關雷諾綜合症引起的血管痙攣一種有效療法，無副作用。而且當天氣一變冷就要用處方，可預防煩人的症狀。
◎假如整個多天持續治療，凍瘡好的快也能預防復發，基本上這是女性得的病。

順勢療法的優勢：

◎順勢療法對自發性的雷諾綜合症非常有效。
◎對物理機械性的壓迫如腕管綜合症效果不彰，但對於全身性疾病如狼瘡，硬皮症等造成的雷諾綜合症症狀之補充療法有用。
◎治療凍瘡，順勢療法會和其他預防措施一起並用。

臨床使用建議：

◎對雷諾綜合症和凍瘡，順勢療法是很快就見效的療法。假如患者遵守
　簡單的建議如不抽煙，不服用眾所周知有負作用特定藥物像防止心臟
　病突發的Beta受體阻滯藥，戴手套、穿舒適的鞋子，不把手腳放在暖
　氣直接熱源像電熱器、熱水袋等上面，效果會更好。

◎冬天特別是暴露於寒冬的行業，以致手指發生龜裂性溼疹，順勢療法
　可以幫助這種患者。

順勢療法製劑工具箱：

Agaricus muscarius 9C，在寒冷季節，每天2次，每次5粒

◎刺痛像冰針似的

◎皮膚感覺異常和瘙癢的凍瘡

手指腳趾輕輕動一動症狀就會改善

Arnica Montana 9C，在寒冷季節，每天2次，每次5粒

◎此藥對微血管很好

◎以病理而言，此藥的作用是全身性的

Arsenicum album 9C，每天2次，每次5粒

◎有灼熱又痛的凍瘡

◎遇熱情況會改善

Nitricum acidum 9C，每天2次，每次5粒

◎很痛的凍瘡

◎手指腳趾有明顯的龜裂，且輕輕的碰觸就出血

Petroleum 9C，每天2次，每次5粒

◎患者的手指龜裂 冬天就會復發

Secale cornutun 6C，在寒冷季節，每天2次，每次5粒

◎針對小動脈痙攣：全身性用藥

◎手指腳趾有強烈灼熱感伴有麻刺感

◎直接熱源如電熱器 熱水袋等等 使痛加劇

每到冬天，患者會呈現原發性雷諾綜合症症狀而且需要調適長期的療法：在寒冬季節用Pulsatilla 15C，每天2次，每次5粒，這可預防發作和／或減少復發的機會。

臨床病例：

21歲的婦女過去五年只要天氣變冷就會有原發性的雷諾綜合症。他需花更多的時間讓蒼白又痛手指恢復血液循環。在滑雪之旅遭受凍瘡之苦，檢查時微血管恢復的時間是正常的，而且有橈側和尺側的脈搏跳動。

Secale cornutum 5C，每天2次，每次5粒。

Arnica Montana 9C，每天2次，每次5粒。

Pulsatilla 15C，每天2次，每次5粒。

用於整個寒冷季節。

一位男士在冬季登山健行時出現凍瘡，又紅又癢但沒有潰爛。患者主述有刺痛，像被冰針扎到。

Secale cornutum 5C，每天2次，每次5粒。

Arnica Montana 9C，每天2次，每次5粒。

Agaricus muscarius 9C，每天2次，每次5粒。

用此療法持續一周。

假如患者繼續曝露在寒冷中，稍後可用Pulsatilla 15C，每天2次，每次5粒來治療，預防急性復發。

26歲男性，腳上有很痛的凍瘡，把腳放在熱水袋上可緩解疼痛，皮膚紅。

Secale cornutum 5C，每天2次，每次5粒。

Arnica Montana 9C，每天2次，每次5粒。

Arsenicum album 9C，每天2次，每次5粒。

40歲男性，是個花匠，每年冬天出現手指龜裂和凍瘡，有些已裂開，有些又深又疼。

Petroleum 9C，每天2次，每次5粒。

Nitricum acidum 9C，每天2次，每次5粒。

表29

末梢血管疾病，凍瘡

Secale cornutum 5C
Arnica Montana 9C
早、晚各5粒

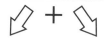

紅斑性的凍瘡	非常痛的凍瘡
Agaricus muscarius 9C	Arsenicum album 9C
一天2次，每次5粒	一天2次，每次5粒

潰爛的凍瘡
很痛的龜裂
Petroleum 9C
Nitricum acidum 9C
一天2次，每次5粒

凍瘡
預防發作或減少復發
Pulsatilla 15C
整個寒冬，一天2次，每次5粒

懷孕有關的噁心和嘔吐

運用順勢療法的原因：

◎只要用藥正確，順勢療法可被採用並且有顯著效果的話，在懷孕期間
服用傳統的抗吐劑是不當的治療。

運用順勢療法的原因：

◎根據
(1)噁心和嘔吐的臨床觀察到的現像
(2)懷孕期的身體變化

臨床使用建議：

◎根據噁心和嘔吐的狀況來採用多種藥物和用量，可依情況改善拉長服
藥間隔。
◎至少在懷孕最初三個月持續治療。

順勢療法製劑工具箱：

Cocculus 9C，每次噁心和嘔吐後服用5粒

◎噁心和嘔吐

◎疲倦、虛弱

Colchicum 9C，每次噁心和嘔吐後服用5粒

◎對氣味極為敏感

◎虛弱，一陣一陣的頭暈

Ignatia amara 15C，每天3次，每次5粒

◎胃部感到痛或痙攣或有硬塊

◎互相矛盾的狀況（進食能改善噁心）

◎焦慮，極度敏感和緊張的婦女，轉移注意力時會感到好一些

Ipeca 9C，每次噁心和嘔吐後服用5粒

◎嘔吐無法緩解噁心

◎舌頭乾淨，口水一直流到嘴唇亮亮的

Sepia 15C，每天2次，每次5粒

◎懷孕初期幾個月出現同Sepia處方的許多症狀，全身性的藥

◎早晨噁心（早餐前）及看到或聞到食物

◎飯後嘔吐

Tabacum 9C，每次噁心和嘔吐後服用5粒

◎噁心並且／或嘔吐

◎蒼白，冒冷汗

◎心悸

◎暈眩的感覺

◎疲倦，虛弱

臨床病例：

懷孕第一個月的婦女，出現嘔吐無法緩解噁心反胃現象。因口水過多而造成嘴唇亮亮的。

Sepia 15C，每天2次，每次5粒。

Ipecac 9C，每次噁心和嘔吐後服用5粒。

情況改善可拉長服藥間隔。

懷孕兩個月的婦女出現噁心嘔吐、飯後很難消化、頭暈、虛弱、情緒起伏，轉移注意力時會好一些。

Sepia 15C，每天2次，每次5粒。

Ignatia amara 15C，每天3次，每次5粒。

Cocculus 9C，每次噁心和嘔吐後服用5粒。

視情況改善可拉長服藥間隔。

懷孕第一個月的年輕婦女出現噁心嘔吐，覺得胃部有硬塊、對氣味很敏感，甚至無法忍受香水。她壓力很大，非常敏感，對於懷孕充滿了焦慮。

Sepia 15C，每天2次，每次5粒。

Ignatia amara 15C，每天3次，每次5粒。

Colchicum 9C，每次噁心和嘔吐後服用5粒。

視情況改善可拉長服藥間隔。

懷孕第一個月的婦女出現噁心嘔吐。有心悸和冒冷汗。臉色蒼白容易昏倒。

Sepia 15C，每天2次，每次5粒。

Tabacum 9C，噁心和嘔吐後服用5粒。

視情況改善可拉長服藥間隔。

表30

懷孕有關的噁心和嘔吐

Sepia 15C
每天2次，每次5粒

依據臨床症狀
每次噁心和嘔吐後服用5粒

暈眩   迷走神經性暈倒
Cocculus 9C   Tabacum 9C

嗅覺的極度敏感   嘔吐無法緩解噁心
Colchicum 9C   口水過多
                                                      Ipeca 9C

緊張、焦慮、進食或注意力轉移可改善噁心
Ignatia amara 15C
每天3次，每次5粒

經前症候群

經前症候群發生於月經週期的後半段，會有像胸部壓痛、腸胃及心情不適的症狀出現。

運用順勢療法的原因：

◎百分之七十五的婦女都有經前症候群，這包括生殖部位、腸胃、神經及精神等方面的症狀，通常也會因此而使用過量精神方面及防水腫的藥物。

◎順勢醫學可以幫助婦女預防經期前的種種症狀發生。

◎最常見的症狀之一就是體內循環的雌激素敏感度升高而產生的相關症狀。

順勢療法的優勢：

◎順勢藥物會作用於幾個相關的症狀上面，他們也不會有任何副作用，這對於不想使用雌激素──黃體素避孕藥的婦女、生產後出現經前症候群的婦女、及快要更年期的婦女很有幫助。

◎順勢藥物通常是含有稀釋的荷爾蒙，作用於調節病人對於周期性荷爾蒙變化的敏感度。

◎這表示順勢療法是治療病人特別的敏感度而非是荷爾蒙失調。

◎順勢療法尊重每個個體的複雜性及獨特差異性，因此對於個體而言一
　般都會有所助益。

臨床使用建議：

◎順勢藥物至少需要使用三個經期才會有所功效，另外很重要的是藥物
　需要使用於婦女經期的適當時機才有用。
◎對於經前症候群可能需要慢性治療，我們在此將不討論此一部分。

順勢療法製劑工具箱：

Folliculinum 15C，每個月經週期的第8跟第20天服用10粒

◎開始有乳房腫脹的疼痛

◎經期前的體重增加（幾公斤）

◎心情的改變：積極、興奮

◎凡是與上面的症狀相關的都可能是雌激素過高症有關聯

以下所列的藥物是依據哪種症狀特別明顯來使用

經期頭痛或是偏頭痛

Cyclamen 9C，症狀開始時每天服用2次各5粒，或是從經期的第16天持續服用

◎眼睛附近的偏頭痛或是頭痛伴隨著暈眩、腸胃不適或是對於較油膩的
　食物不適

附註：這個藥物也可適用於任何年紀男女的偏頭痛

胸部的症狀

Lac caninum 9C，症狀開始時每天服用2次各5粒，或是從經期的第16天持續服用

◎密集的乳房疼痛：非常痛、感覺胸部腫脹而且對於一點點的動作都會
　非常敏感，病人甚至無法將奶罩拿開

Phytolacca 9C，症狀開始時每天服用2次各5粒，或是從經期的第16天持續服用

◎這種病人的胸部疼痛是纖維瘤的疼痛

神經跟精神方面的症狀

Ignatia amara 15C，根據症狀的情況每天使用一到4次，每次5粒

◎焦慮感覺喉嚨裡有東西、胃底部覺得很沉重、心情不定

Nux vomica 15C，從月經週期的第16天，睡覺前吃5粒

◎心情的改變包括有生氣、不耐煩，但是沒有哭泣、霸道、便秘、病人喝很大量的茶、咖啡、抽很多煙時會感覺胃部疼痛、胃酸逆流、個人或是工作上的壓力

臨床病例：

一位30歲的病人有經前症候群，每次經期前10天就會有劇烈的胸部疼痛跟腫脹（她必須帶著胸罩睡覺），體重會增加約4磅，心情較緊張及不定。
Folliculinum 15C，經期的第8天及第20天服用10粒。
Lac caninum 9C，從經期的第16天開始，每天2次，各5粒。
Ignatia amara 15C，假如有需要於白天時可以1次服用5粒，最多服用4次。

一位28歲的病人因著每次經期前5天開始有的經前症候群來看醫生，症狀為頭疼並且有時候會有暈眩、以及吃較油膩的食物後會有胃酸逆流。
Folliculinum 15C，經期的第8天及第20天服用10粒。
Cyclamen 9C，從經期的第16天開始服用，每天2次，每次5粒。

一位32歲的婦女抱怨其經前症候群的症狀有心情改變、不耐並且常常生氣、對自己所愛的人及工作也常常沒有耐心，會比平常喝更多咖啡然後會覺得胃灼熱痛。
Folliculinum 15C，經期的第8天及第20天服用10粒。
Nux vomica 15C，從經期的第16天開始服用，每天1次，每次5粒。

一位26歲的婦女因著經前症候群來看醫生，最主要的症狀為胸部的問題：她抱怨每次都會有非常劇烈的胸痛，這位婦人有纖維瘤的病史。
Folliculinum 15C，經期的第8天及第20天服用10粒。
Phytolacca 9C，從經期的第16天開始服用，每天2次，每次5粒。

表31

經前症候群

經前症候群有雌激素過高的症狀
Folliculinum 15C
經期的第8天及第20天各服用10粒

胸部症狀

乳房疼痛、壓痛
但腫脹
Lac caninum 9C
從經期的第16天開始
每天2次，各5粒

劇烈的乳房疼痛、纖維瘤
Phytolacca 9C
從經期的第16天開始服用
每天2次，每次5粒

精神方面的症狀

緊張、心情轉變
Ignatia amara 15C
假如有從經期的第16天開始
每次服用5粒
有需要時一天最多服用4次

特別的霸道、腸胃的徵兆
Nux vomica 15C
從經期的第16天開始服用
每天1次，每次5粒

腎結石痛

運用順勢療法的原因：

◎急性腎結石疼痛需要快速有效的立即治療並且沒有副作用，順勢藥物可以立即使用來舒緩尿道方面的絞痛及疼痛。

順勢療法的優勢：

◎順勢治療可以被用於傳統西藥上的輔佐來快速的舒緩疼痛症狀。

◎在舒緩尿道的絞痛同時，也刺激結石的移動或排除，因此可以輔佐傳統治療。

◎病人可以得到快速的疼痛緩解，也可以更快的復原。

臨床使用建議：

◎即便是較複雜的腎結石疼痛需要住院，這些藥物都可以在等待救護車來到之前使用。

順勢療法製劑工具箱：

以下所提到的藥物可以全身性的使用。

Calcarea carbonica 30C，於一個半小時內每15分鐘服用5粒
◎這個藥物最主要為全身性的作用於腎結石痛
◎它可以舒緩絞痛並刺激結石的移動
Colocynthis 9C，每15分鐘服用5粒
◎病人感覺到持續、劇烈的絞痛
◎病人如胎兒般的姿勢感覺較舒服，當疼痛時焦躁不安
Lycopodium 15C，10粒
◎這個藥物針對尿道，因此常常被當作慢性治療的藥物，但是用於紓解
　急性疼痛也有其功效

臨床病例：

一位30歲的男士出現右側單純性的腎結石疼痛。

Calcarea carbonica 30C，每15分鐘5粒。

Lycopodium 15C，10粒。

這位男士此次的腎結石疼痛原因應該要盡速檢查。

一位46歲的病人因為左側腎臟部位非常的疼痛而來到急診治療，他來到急診時痛到焦躁不安。

Calcarea carbonica 30C，每15分鐘5粒。

Lycopodium 15C，10粒。

Colocynthis 9C，每15分鐘5粒。

當腎結石非常的痛需要住院時，這些藥物可以在等待救護車來到之前使用。

表32

腎結石痛

單純的腎結石痛

Lycopodium 15C
10粒

Calcarea carbonica 30C
每15分鐘5粒，服用6次

Colocynthis 9C
每15分鐘5粒

黏液性耳炎

運用順勢療法的原因：

◎黏液性中耳炎較大的問題就是對於阻塞耳咽管的黏液較難處理。

◎聽覺障礙，通常出現於小孩開始學習說話或是上學時，或是因為耳窩內長期的阻塞，造成需要手術放置通氣管處理。

◎急性耳炎的併發症：黏液性中耳炎愈來愈普遍，因為如果病人有好發性的鼻咽炎且又反覆的使用抗生素來治療，很容易造成急性中耳炎的復發。

◎順勢療法藥物對於使用抗生素治療無效的情形很有幫助，因為此種耳炎並非細菌性疾病，類固醇及過敏性藥物對於這種耳咽管黏膜炎的效果非常有限。順勢治療對於醫生而言容易使用，而且對於耳咽管黏膜炎有效，可以避免動耳道手術。

順勢療法的優勢：

◎順勢療法的最主要好處就是針對耳咽管炎，它會使黏液逐漸停止，耳咽管的穿透性也會逐漸恢復，感染的情形會越來越輕並且聽力也會逐漸復原。

◎很重要的一點，造成耳咽管炎的原因最主要是病人的體質；反覆性病毒感染、連續使用各種抗生素治療，而且這些治療多數無效，更大

大改變原本個體的反應。這種情況下最常見的症狀就是黏膜的慢性分泌、慢性鼻竇炎、或慢性中耳炎。

◎順勢治療的目的就是要打破這種無止盡的循環：感染→抗生素治療→病人個體反應→黏膜過多的分泌→感染。

臨床使用建議：

◎假如真的有需要，順勢治療是無法避免腺體增殖切除術，但是它可以減少耳道黏膜分泌的時間。

◎這種治療必須持續到完全的改善為止。

◎病人必須被告之其危險因子（例如二手菸）。

◎這裡所提供的簡單解決方法可以回答一些醫生在執業時所碰到的問題，但有些情形需要慢性的治療，我們在本書內不會詳述，因為那需要更深一層的順勢醫學訓練。

順勢療法製劑工具箱：

Dulcamara 9C，每天服用2次，每次5粒。

◎當暴露於濕冷的空氣中

◎黏液很快變成爲濃稠的黃色

◎頸部的淋巴腺病

◎病人對於溼度特別的敏感（天氣、游泳池等）

Ferrum phosphoricum 9C，每天服用2次，每次5粒。

◎粉紅色的耳膜並充血

◎低燒（不到39℃）

◎很容易發炎及流鼻血

Kali muriaticum 9C，每天服用2次，每次5粒。

◎濃白色的鼻涕（蠟燭）

◎耳咽管的黏膜炎伴有失聰及耳內喀喀聲

◎耳膜後方有白色的耳屎

Manganum metallicum 9C，每天服用2次，每次5粒

◎極度疲乏

◎耳咽管炎

◎易發性鼻咽炎

Mercurius dulus 9c，每天服用2次，每次5粒

◎中耳充血且持續有分泌物出現

◎短暫的失聰

◎容易有鼻咽炎且伴有黃色的分泌物

◎舌上有舌苔並且有齒痕

假如無法對病人作個人的病況分析，預防多天再發生可以給的處方有：

Oscillococcinum®，每週1次，1次一管

Sulphur iodatum 15C，每個月2unit-dose管（或每次10粒，2次／月）

Silicea 15C，每個月2unit-dose管（或每次10粒，2次／月）

黏液性耳炎

臨床病例：

一個小孩有黏液性中耳炎，當檢查時，耳膜爲粉紅色且有陰影。每個冬天當天氣便成爲濕冷時，他就會感冒並引發反覆性的中耳炎。

Ferrum phosphoricum 9C，Dulcamara 9C，Manganum 9C，每天服用2次，每次5粒。

Sulphur iodatum 15C，每兩週服用10粒。

一個小孩因爲黏液性中耳炎來求醫，耳鼻喉專科醫生希望如果3個月後耳咽管黏液分泌沒有減少，要在其耳內放置一個通氣管。他的鼻子很容易流黃色的鼻涕，而且他的舌上有舌苔。去年冬天他用了很多的抗生素。

Kali muriaticum 9C，Mercurius dulcis 9C，Ferrum phosphoricum 9C，每天服用2次，每次各5粒。

Silicea 15C，在每個月的前兩週服用10粒。

Sulphur iodatum 15C，在每個月的後兩週服用10粒。

一個小孩因爲黏液性中耳炎來求醫，每次的中耳炎都會導致細菌感染需要使用到抗生素。

Dulcamara 9C，Ferrum phosphoricum 9C，每天服用2次，每次各5粒。

Silicea 15C，每兩週服用10粒。

表33

黏液性耳炎

要治療耳咽管的黏液

Ferrum phosphoricum 9C
Mercurius dulcis 9C
Kali muriaticum 9C
每天各2次，每次5粒，持續3個月

 +

對溼度敏感
Dulcamara 9C
早晚各5粒

很疲倦並且頭發冷
Manganum metallicum 9C
早晚各5粒

預防性治療
在冬天
Silicea 15C
Sulphur iodatum 15C
每二週10粒
Oscillococcinum®
每週1劑

鼻竇炎（急性）

運用順勢療法的原因：

◎能快速的緩解疼痛。

◎能快速的治療發炎及鼻涕狀況，並避免併發症。

◎減少使用抗生素及類固醇。

順勢療法的優勢：

◎順勢治療可以很快有效的處理發炎情形及停止化膿。

◎除了緩解鼻竇炎的疼痛，它也可以讓如果鼻子有因鼻竇炎塞住的情形
　恢復到正常的狀況。對於鼻子鼻涕的治療方法通常使用血管緊縮的藥
　物，它會導致劇烈的額頭及顏面的疼痛並且造成其他感染的危險。

◎順勢治療可以很快的將任何的鼻涕止住並重建黏膜的完整性，因此可
　以避免其他併發症的出現。

◎順勢治療在幾天內就會有效果，且不會產生其他的副作用。

臨床使用建議：

◎症狀的改善會在48小時內看到，假如沒有，順勢藥物應與抗生素併
　用。

◎反覆出現或是慢性的鼻竇炎及鼻內瘜肉，需要慢性的治療，其順勢的
　方法跟原理不於此提及。

鼻竇炎（急性）

順勢療法製劑工具箱：

對於發炎及化膿的藥物

Hepar sulphur 15C，早晚各用10粒，持續2天

◎發炎並容易有化膿的情形出現

◎在發病處會有強烈被針刺痛的感覺

◎發病處疼痛難捱，不能觸碰

Lachesis mutus 15C，每天用4次，每次5粒，於症狀出現後每兩小時使用

◎急性發炎

◎流不出鼻涕時感到疼痛

◎當又開始流鼻涕時覺得較舒服些

Pyrogenium 9C，每天用2次，每次5粒

◎急性發炎並有化膿及鼻涕

針對黏液濃稠滲出物的藥物

Hydrastis canadensis 9C，每天用4次，每次5粒

◎濃稠、黃色、非常黏厚的分泌物

◎滲出物從鼻後端滴下

Kali bichromicum 9C，每天用4次，每次5粒

◎濃稠黃色的分泌物

◎有時會有些血絲

◎很容易會結塊

◎劇烈的局部疼痛

Mercurius solubilis 9C，每天用4次，每次5粒

◎黃綠色有味道的分泌物

◎通常會伴隨以下的特別症狀：口臭、黃色舌苔並且鬆軟、兩旁會有齒痕、口水也是黏稠狀。

Mezereum 9C，每天用4次，每次5粒

◎上顎骨的鼻竇炎疼痛

◎化膿性帶血的分泌物

鼻竇炎（急性）

臨床病例：

鼻竇炎伴有急性化膿

鼻炎時或鼻炎後，整體情況惡化，開始疼痛併有濃稠綠色的黏膜膿狀鼻涕。

Hepar sulphur 15C，早晚各用10粒，持續2天。

Pyrogenium 9C，早晚各用5粒，持續1周。

Mercurius solubilis 9C、Kali bichromicum 9C，每小時交替使用此2個藥，每次各5粒，每個藥需要每天用4～5次。

因鼻涕塞住導致鼻竇炎疼痛難捱（又稱為「鼻塞性鼻竇炎」）

鼻涕突然停止，可能是自然的停止也可能是服用了血管收縮的藥物。

Lachesis 15C，每2小時5粒。

當症狀有所改善時，可以將服用的時間拉長到一天4次，比如說：當鼻涕又流了。

Kali bichromicum 9C，每天用4次，每次5粒。

鼻炎後發生的鼻竇炎，其症狀為濃稠黃色的鼻涕

最常見的情形就是持續黏液性的鼻涕形成硬塊，並伴有鼻液倒流造成有痰的咳嗽。

Hydrastis 9C，Kali bichromicum 9C，每小時交替使用此兩個藥，每次各5粒，每個藥需要每天用4～5次。

當症狀有所改善時，次數降為一天3次，持續7天。

Kali bichromicum 9C，這是一個藥物用於：

(1)前額及／或顏面疼痛

(2)黏膜潰爛

(3)化膿並有結塊的情形

這是鼻竇炎主要的藥物，也是使用於因為鼻液倒流而造成有痰的咳嗽一個非常有效的藥物。

表34

鼻竇炎(急性)

治療鼻不通
Lachesis 15C
每2小時5粒

及/或

治療化膿
Hepar sulphur 15C
早晚各用10粒,持續2天
Pyrogenium 9C
早晚各用5粒,持續1周

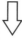

黃綠色、濃稠鼻涕
並有結塊及頰咽的症狀
Mercurius solubilis 9C
Kali bichromicum 9C
每小時交替使用此兩個藥
各5粒

黃色濃稠分泌物並有結塊
Hydrastis 9C
Kali bichromicum 9C
每小時交替使用此兩個藥
各5粒

上顎骨的鼻竇炎
疼痛並有化膿及帶血的鼻涕
Mezereum 9C
Kali bichromicum 9C
每小時交替使用此兩個藥,各5粒

成年人的睡眠障礙

運用順勢療法的原因：

◎抗焦慮的用藥及安眠藥的毒性已有文獻詳細記載。服用半衰期很長的
藥物會造成藥物內的主要成分逐漸的累積於人體內，因而可能造成白
天昏昏欲睡的情形或是用藥過量。

◎服用安眠藥常發生跌倒造成骨折，特別是老人家必須於半夜起來（上
洗手間）容易造成骨折。

◎主要的目的就是希望盡可能不要服用安眠藥，根據最新的健康原則，
建議將順勢治療用為第一線的治療。

順勢療法的優勢：

◎預防性的治療：第一線治療通常可以預防失眠變為慢性的症狀而需要
更多的治療。

◎個人化的治療：順勢藥物的選擇是根據病人失眠症狀的原因及小心的
分析來使用最適當的藥物。

◎全面性：在每個個案內，睡眠障礙總是會在詢問一般病人的其他症狀
內被問及，當然精神方面及心理方面也會同時考量，就如同一般其他
腸胃方面或是生殖方面有障礙的一樣。

臨床使用建議：

◎經驗顯示治療睡前失眠比半夜醒來的失眠效果要好，在很多臨床狀況
　下，很簡單的處方就能有很好的效果。

◎半夜醒來及天快亮的失眠通常隱藏有更深的心理障礙，他們的治療需
　要更全面性的處理。

◎除了特案外，治療最好單獨從順勢藥物開始，因為這樣病人的反應較
　容易來評估；之後，如果有需要，可以在加入西藥，但是感謝順勢治
　療，西藥的劑量及使用時間就可以減少。

順勢療法製劑工具箱：

偶爾入睡困難

Arnica Montana 15C，晚上服用5粒

◎經過打球或是激烈運動感到肌肉酸痛，或是床太硬、感到太熱

Coffea 15C，晚上服用5粒

◎無法放鬆，想太多讓這些念頭干擾睡眠

◎有可能是濫用某一種刺激物，或是白天太忙碌，充滿快樂的事情

Gelsemium sempervirens 15C，晚上服用5粒

◎為明天憂愁或是預期的事情造成焦慮以致無法入眠

◎因為睡眠不足而擔心明天會太勞累

◎擔心無法睡覺讓失眠更嚴重

Ignatia amara 15C，晚上服用5粒

◎不論是好或壞，任何消息都會讓這位敏感的人無法靜下來睡覺

◎喉嚨裡或是胃裡的一個小結以及抽筋都會讓焦躁及不適感更嚴重

Kali phosphoricum 15C，晚上服用5粒

◎工作過度或是用腦過度導致神經衰弱、記憶失調、無法專心、頭痛、
　心情差、及失眠

Nux vomica 15C，晚上服用5粒。

◎工作過度、太多憂慮、刺激物、菸、酒、飲食過度等

◎病人飯後會在沙發上睡著，可是一到床上睡意就不見，讓病人充滿焦
　躁不安

◎凌晨3點醒來，為工作及家庭憂慮

臨床案例

一個大學生為了準備論文或是入學考試而焦慮不安，長時間讀書以及經常熬夜讓他非常的累，只要他在準備考試，他就有壓力，而且就會有頭痛、注意力無法集中、心情不好及睡不著的問題。

Gelsemium sempervirens 15C，每天晚上睡前服用5粒及考試的早上也服用5粒。

Kali phosphoricum 15C，每天晚上睡前服用5粒。

在調整的這段時間內，這些藥物可以持續使用。

一位男士偶爾打球，最近開始於工作後每周1次打網球。當他回家後，他的肌肉會酸並且他會覺得太熱了，他的臉會發紅、皮膚黏、並且無法入眠；他會覺得床很硬而且他會燥動。

Arnica Montana 15C，打完網球後服用5粒，並於上床前再用5粒。

Coffea 15C，於上床前每晚服用5粒，並與Arnica併用。

一個忙碌、耐性不佳的男士每天總是忙來忙去，他每早需要一些刺激物來幫助他因為他早上總是覺得昏昏沉沉並且心情不好。他晚上需要用鎮靜劑，要不然他就會於睡後一個小時醒來或是凌晨3點醒過來。他的心裡總是掛念著很多問題。

Nux vomica 15C，每晚睡前服用5粒。

但是大部分的健康生活建議他可能還是會很快的忘記。

一個很敏感的人在失去她所愛的人之後非常的沮喪，她無法睡覺，心裡充滿了許多悲哀的想法，很多的絞痛及不舒服讓她的失眠更嚴重。
Ignatia amara 15C，早晚各服用5粒。

表35

成年人的睡眠障礙

偶爾難以入眠
每晚5粒

緊張疲勞
Kali phosphoricum 15C

喜悅興奮
Coffea 15C

預期事情造成焦慮
而無法動彈
Gelsemium 15C

身體上的耗力、運動
Arnica montana 15C

心理層面、過度敏感
Ignatia amara 15C

過度工作及刺激物
Nux vomica 15C

小孩的睡眠障礙

運用順勢療法的原因：

◎它為以下的兩個問題提供了有效無害的解決方法：

(1)我們如何可以讓小孩入睡但是又不用已經知道有危險或是可能有副作用的強效藥物？

(2)一但我們已經知道失眠原因為何如何預防失眠再次發生？

順勢療法的優勢：

◎它沒有副作用，且不須長期依賴，這是治療小孩及青少年失眠很重要的考量因素。

◎個人化：順勢治療會於小心的分析孩子的感受及失眠的原因後才做治療。

◎全面性：全面的臨床觀察及順勢醫生與父母及小孩的對話會讓醫生了解孩子的睡眠障礙與小孩的行為及家庭的關係；如此可以讓父母知道健康生活方式的重要性，比如說固定的上床時間、健康的飲食、控管小孩看電視以及玩電視遊樂器的時間等。

臨床使用建議：

◎有些狀況在某些年齡層的小孩非常常見：

(1)嬰兒長牙時的不安。

(2)1～3歲小孩晚上因爲不安而醒來。

(3)年紀較大的小孩不想上床睡覺。

(4)年紀較小孩子的夢魘及對晚上的恐懼。

(5)已上學小孩入眠困難。

這些問題都可以用簡單的順勢藥物來治療。

◎持續性的睡眠障礙，如果跟孩子的年紀沒有關係，就必須嚴肅的來看待，假如可能要精神科方面的諮詢。

◎假如精神科方面的治療是必須的，可以根據孩子的症狀小心選擇順勢藥物來加強治療的效果。

順勢療法製劑工具箱：

Arnica Montana 15C，每晚服用5粒

◎孩子處於興奮狀態，抱怨太熱還有床太硬

◎這是一個可以使用於週末運動／活動後的藥物

Arsenicum album 15C，每晚服用5粒

◎孩子於凌晨1點醒來，哭泣、大叫、或是與安慰他的人一同到父母的
　房間

◎害怕黑暗，但是最主要的是害怕獨自一人

Chamomilla 15C，每晚服用5粒。

◎小孩長牙時的不安及生氣

◎只有在被抱著時或是放入嬰兒車走來走去才會安靜下來

Gelsemium sempervirens 15C，每晚服用5粒

◎對於考試、老師、體育、或是音樂表演恐懼，讓小孩還無法入眠，可
　能偶爾如此，或是在星期天晚上、或很長一段時間

Ignatia amara 15C，每晚服用5粒

◎對於要來的party或是要出去玩、準備過聖誕節或是放假，讓孩子太
　興奮

◎孩子無法入睡，他們的神經無法放鬆

Stramonium 15C，每晚服用5粒

◎針對夢魘及對晚上恐懼的藥物

◎孩子害怕黑暗也怕晚上的來臨

臨床病例：

一個12歲的男孩，害怕星期一及數學考試。每個星期天晚上他就很難入睡，但是他也會擔心假如他睡眠不足明天會很累。擔心無法入睡讓他的失眠更加嚴重。

Gelsemium sempervirens 15C，晚上睡前一小時服用5粒。

一個7歲的女孩，突然間在半夜驚叫將她的父母吵醒，女孩坐在床上，眼睛張的很大說她十分害怕晚上。

於是每到晚上，她就不願意上床因為她害怕黑暗以及怕她會做惡夢。

Stramonium 15C，晚上睡前一小時服用5粒。

一個22個月大的嬰孩很難讓他上床睡覺，他的父母必須跟他一起睡直到他睡著並且必須開燈睡。他半夜會醒來，不是叫他的父母來，就是他會到他們的房間。他看起來很焦慮。

Stramonium 15C，晚上睡前一小時服用5粒。

Arsenicum album 15C，睡前5粒。

一個6個月大的嬰兒正在長牙，他很不安，將他的玩具亂丟，只希望人家抱他或是用娃娃車推他，他不喜歡上床睡覺。

Chamomilla 15C，每天服用2到3次各5粒。

表36

小孩的睡眠障礙

偶爾難以入眠
每晚5粒

心理層面、高度敏感 Ignatia amara 15C	對晚上緊張 Arsennicum album 15C

預期事情來臨而焦慮， 無法動彈 Gelsemium 15C	體力的消耗、運動 Arnica montana 15C

長牙 Chamomilla 15C	作惡夢、害怕黑暗 Stramonium 15C

小的外傷、瘀青以及撞傷

運用順勢療法的原因：

◎在臨床上小的外傷非常常見，不論是瘀青、肌肉疼痛、良性的腳踝扭傷、或是肌腱炎，我們的治療選擇非常有限。

◎如果立即使用Apis 15C於消腫或是用Arnica 9C於瘀青，並且併用冰敷，效果會非常快而且會降低其受傷程度。

◎不論是職業或是業餘的運動家（主要是足球或橄欖球員），他們都知道這些藥並且常常使用他們，因為這些藥物沒有禁忌，也沒有違反禁藥的風險。

順勢療法的優勢：

◎順勢醫學，會將受傷組織的源頭、受傷的型態、及病人疼痛的症狀都考量進去，如此可以提供一個有效且適合的答案：

(1)對於疼痛及發炎有效。

(2)非常有效，因此可以單獨當成第一線藥物來治療。

◎當與NSAIDs和止痛藥併用時，疼痛會很快的解除，因此使用西藥的時間就可以減少。

◎順勢治療不僅僅舒緩疼痛，它還幫助修復受傷組織。

臨床使用建議：

◎疼痛的原因必須要先來確認，如此治療（藥物、物理治療、整骨療法、或是手術）才可以決定。X光及超音波應該確認其診斷，還有如果需要做限制或固定，也需要施行。

◎盡快處理才會好得快。

◎病人需被告知如果症狀好轉就必須停止治療。

小的外傷、瘀青以及撞傷

順勢療法製劑工具箱：

Apis mellifica 15C，每15分鐘5粒，用5次
◎這是一個急性的用藥：外傷的腫脹
◎冰敷會使其改善
Arnica montana 9C，每天3～4次，每次5粒
◎外傷後的疼痛；肌肉痛
◎限制血腫的形成以及加速吸收
Bryonia alba 9C，每天3次，各5粒
◎逐漸改善發炎狀況
◎黏膜及關節的滲出液、關節內的流出液
◎一點點移動都會疼痛，當休息及固定的時候會改善
Calcarea phosphorica 5C，每天3次，各5粒
◎骨折後，用於骨骼硬塊形成太慢
Hamamelis 6C，每天3次，各5粒
◎結膜血腫
Hypericum perforatum 15C，每天3次，各5粒
◎神經外傷
◎延著神經的神經痛
Ledum palustre 5C，每天3次，各5粒
◎外傷，「黑眼圈」

Natrum sulphuricum 15C，每天3次，各5粒。

◎撞擊症候群

◎撞擊後的頭痛及暈眩

Ruta graveolens 5C，每天3次，各5粒

◎發炎及疼痛的肌腱、韌帶、及骨膜

◎眼睛痛及像針刺的點痛

◎局部熱敷會改善

Symphytum 6C，每天3次，各5粒

◎骨膜受傷

◎骨折整合

◎肌肉交叉處的小拉傷

◎外傷後的眼睛痛

臨床病例：

一個年輕的運動員，因著昨天在足球賽中扭傷的右腳踝來看醫生，急診室的**X**光沒有看到明顯的受傷。在檢查時，他的腳踝是腫的並且有一個小的血腫，他告知有局部韌帶疼痛。

Apis mellifica 15C，每15分鐘服用5粒，共用5次，並且與冰敷併用。

Arnica montana 9C，立刻用5粒，連續2天，每天3次。

Bryonia alba 9C，Ruta graveolens 5C，於固定時，每天交替使用3次各5粒。

一個年輕人抱怨在下課時，右大腿外側被撞到，疼痛一直往下到腳。在檢查時，右大腿有血腫並且疼痛是沿神經延伸下去。

Arnica montana 9C，每天4次，每次5粒。

Hypericum perforatum 15C，每天3次，每次5粒。

如此交替持續一周。

一個15歲的青少年從樹上摔下將手摔斷了，兩週後，**X**光顯示骨骼硬塊形成太慢了。

Calcarea phosphrica 5C，Symphytum 5C，每天3次，每次各5粒。

個40歲的婦女來做驗傷證明。檢查時，她的眼睛周圍及右手臂有血腫，她說是先生打的。

Arnica montana 9C，每天4次，每次5粒。

Ledum palustre 5C，每天3次，每次5粒。

交替使用5天。

表37

小的外傷、瘀青以及撞傷

良性的腳踝扭傷
Apis mellifica 15C
立刻使用5粒並每15分鐘重複、用5次
及
Arnica montana 9C
每天3次每次5粒／用2天
然後包紮固定後
Bryonia alba 9C及Ruta graveolens 5C
每天交替3次各5粒/持續5天

外傷
Arnica montana 9C
每天4次每次5粒/用2天

每天3次，每次各5粒

骨折		神經末端
Symphytum 6C		Hypericum 15C
Calcarea phos. 6C		

肌腱		頭部外傷
Ruta graveolens 5C		Natrum sulphuricum 15C

眼球

Ledum palustre 6C

喉嚨痛

運用順勢療法的原因：

◎當病人因爲喉嚨痛來看醫生，很難知道是否需要使用抗生素。必須先
做鏈球菌測試，假如是陽性，就使用抗生素；否則，大部分的喉嚨痛
不是病毒所引起的就是簡單的發炎。順勢藥物是疼痛及發炎的黃金標
準治療。

◎順勢治療同時能有效的預防其復發性。

順勢療法的優勢：

◎順勢治療有兩種使用方式：假如鏈球菌測試爲陰性的，可以單獨使
用；要不就是與抗生素合併用。

◎順勢治療總會提到疼痛的特性，在這裡主要爲喉嚨局部性及從喉嚨向
外放射性開展的疼痛。

◎不論是常見的咽喉炎、扁桃腺炎或是感染急性CMV的單核血球增多
症，順勢治療可以：
(1)舒緩疼痛
(2)減輕發炎

臨床使用建議：

◎治療需盡早開始。

◎順勢藥物可以與抗生素併用。

◎病人如果於48小時內沒有改善，必須再次來看醫生。

◎可以使用**Mercurius solubilis 9C**，每天5粒，來保護咽喉的黏膜並預防
　復發。

喉
嚨
痛

順勢療法製劑工具箱：

Belladonna 9C，每小時5粒
◎乾、紅的喉嚨
◎吞嚥時的抽痛
◎復發性的發燒
◎口渴

Hepar sulphur 15C，每小時5粒（建議與抗生素併用）
◎針刺的痛
◎會因為熱而有所改善
◎扁桃腺腫大，一碰就痛
◎淋巴腺腫大

Lachesis mutus 9C，每小時5粒
◎黏膜很紅
◎喉嚨很緊
◎無法吞嚥
◎通常在左側

Mercurius solubilis 9C，每小時5粒
◎喉嚨發紅
◎扁桃腺腫
◎有舌苔及齒痕
◎發燒及流汗
◎預防復發

Mercurius cyanathus 9C，每小時5粒

◎喉嚨感染（急性潰瘍性的齒齦炎）或是單核血球增多症（需與白喉作
　鑑別診斷）

◎喉嚨被黏膜蓋著

◎會顯著衰弱

Oscillococcinum®，每6小時使用／（unit-dose）管，三次

◎病毒感染

Phytolacca 9C，每小時5粒

◎吞嚥時的疼痛並延伸到耳朵

◎顎骨旁淋巴腫大

◎些微感冒的症狀

喉嚨痛

臨床病例：

一個病人因著喉嚨痛來看醫生。他的體溫為38°C並且有流汗，他的喉嚨為紅色且扁桃腺腫大。他有舌苔及齒痕，鏈球菌測試為陰性。
Oscillococcinum®，每6小時使用／（unit-dose）管，共3次。
Belladonna 9C，Mercurius solubilis 9C，每小時交替使用各5粒。

一個50歲的男士在過去2天吞嚥時感到疼痛。檢查時，他的喉嚨為紅色，特別是在靠近扁桃腺處。他也有肌肉酸痛，體溫為37.8°C。疼痛在吞嚥時會變的更加重，並且痛到耳朵。
Belladonna 9C，Phytolacca 9C，每小時交替使用各5粒。

一個病人因著喉嚨痛來看醫生。喉嚨為紅色並有一個扁桃腺紅腫。這個病人有覺得針在刺的痛，發高燒39°C（102°F），且在流汗，他同時也發抖，並且因為疼痛睡不好。鏈球菌測試為陽性。
抗生素治療及Mercurius solubilis 9C，Hepar sulphur 15C，每小時交替使用各5粒。

一個20歲的男士因著喉嚨痛來看醫生。他非常累，喉嚨是白色的並有黏膜包附。他吞嚥困難，淋巴腫脹，並且發燒（39.5°C）。其他的檢查都正常，鏈球菌測試為陰性。
Mercurius cyanathus 9C，每小時5粒。
Belladonna 9C，每小時5粒。
檢驗結果為單核血球增多症。

一個55歲的停經後婦女因著喉嚨痛來看醫生。她抱怨劇烈的疼痛讓她無法吞嚥，她的喉嚨為深紅色，並且對她做脖子的觸診讓她非常痛。鏈球菌測試為陰性。

Belladonna 9C，Lachesis mutus 9C，每小時交替使用各5粒。

表38

喉嚨痛

紅喉嚨、淋巴腺腫、扁桃腺炎、發燒
Mercurius solubilis 9C，Belladonna 9C
每小時交替使用各5粒

每天4次，每次5粒

喉嚨紅、非常疼痛
並感到很緊
Lachesis 9C

局部的、像針刺的疼痛
Hepar sulphur 15C

吞嚥疼痛
並延伸到耳朵
Phytolacca 9C

非常疼痛
（單核血球增多症）
Mercurius cyanathus 9C

要預防復發
Mercurius solubilis 9C
每天5粒，持續數週

痙攣性咳嗽

運用順勢療法的原因：

◎多數痙攣性咳嗽發生於一般感冒之後。有些病患雖然過敏原檢查正常，但是仍可能經常有陣發性咳嗽使其日常活動受影響。頻發作於半夜，影響父母和孩子睡眠品質。

◎常規治療通常使人失望的，或引發煩惱的副作用。即使不一定對症狀有療效，也不治療咳嗽原因或患者的體質。以治療過敏反應的病，類固醇藥品是越來越常被使用，但是可能引發其他病情。

◎就此而論，順勢療法有最快的療效，而且沒有不良副作用。

順勢療法的優勢：

◎對症狀有客製化的考量。

◎對咳嗽發作的病理生理學有所分析：如痙攣性、緊張性、黏膜炎、分泌物的狀況。

◎對痙攣性咳嗽的症狀特徵能精確地辨認越多，對病症的治療就越有效力。

◎順勢療法能止咳也能預防其復發。

臨床使用建議：

◎要得到最好的療效，症狀必須清楚地確認。醫師們經常發覺痙攣性咳
　嗽難以治療；以下所列對幾種詳細的病情有被確認療效的藥材。

◎藥物必須在鼻咽炎病發初期時即開始服用。

◎減輕病症的方法仍舊可以繼續使用，用熱水潤喉、香精油，含片等。

◎通常，對某病患咳嗽有療效之藥物，將對此病患的其他咳嗽發作時有
　同樣的療效，這說明了痙攣性咳嗽和病患體質反應模式之關係更勝於
　造成咳嗽病毒的種類。

順勢療法製劑工具箱：

基本藥物

Cuprum metallicum 9C，每天4次，每次五粒

◎嚴重痙攣咳嗽並有窒息及發紺現象

◎喝冷飲會改善

◎有抽蓄傾向

Drosera 15C，每天4次，每次五粒

◎突發性咳嗽，尤其在傍晚及午夜過後，或是談話和大笑時

◎咳嗽並嘔吐

◎在肋膈角附近疼痛

充血性痙攣性咳嗽

Ipecac 9C，每天4次，每次五粒

◎咳嗽時發出嘶嘶聲，過去有過敏病史

◎咳嗽發作時造成嘔吐

Kali bichromicum 9C，每天4次，每次五粒

◎睡覺時有痰咳嗽，睡醒時充滿黏液的嘔吐

刺激性痙攣性咳嗽

Coccus cacti 6C，每天4次，每次五粒

◎喉嚨發癢，高溫會加劇

◎纖細質，似白蛋白的黏稠黏液

Corallium rubrum 6C，每天4次，每次五粒

◎鼻涕倒流，造成臥躺引發咳嗽

◎劇烈及爆發性的痙攣性咳嗽，併發紺及嘔吐

Rumex crispus 6C，每天4次，每次五粒

◎吸入冷空氣引發喉嚨搔癢（如吸入羽毛似）

神經性痙攣性咳嗽

Chamomilla 9C，每天4次，每次五粒

◎嬰兒長乳牙時乾咳

Hyoscyamus niger 15C，每天4次，每次五粒

◎睡覺時神經質咳嗽，坐起來即會改善

◎說話時或打電話會咳嗽

Ignatia amara 15C，每天4次，每次五粒

◎神經質及肌張力障礙的咳嗽

◎壓力或情緒所引發

◎注意力轉移就停止

臨床病例：

一位母親爲她兩歲的兒子求診：他有痙攣性咳嗽，大部分在夜晚。過去幾個月中，每次感冒後，就有夜間痙攣性咳嗽，過敏源檢測呈陰性反應。

Cuprum metallicum 9C，Drosera 15C，兩種藥物輪流使用，每天4次，每次五粒。

一位女性因支氣管炎不斷乾咳，偶爾變嚴重加劇，她受喉嚨後壁之分泌物所困擾。診察發現她喉嚨的後方有白色黏性分泌物。

Cuprum metallicum 9C，Coccus cacti 6C，兩種藥物輪流使用，每天4次，每次五粒。

一位10歲患有鼻咽炎女生發生有痰咳嗽，經常突發劇烈痙攣性的咳嗽，特別是早上併有黏液吐出。

Kali bichromicum 9C，Drosera 15C，兩種藥物輪流使用，每天4次每次五粒。

一位30多歲男性抱怨其咳嗽均發作在就寢時間。此情況已持續將近一個月，即使他的感冒症狀全已消失。每次發作時，他必須起床喝冷水減輕咳嗽。每當咳嗽時他的臉會發紫。

Cuprum metallicum 9C，Corallium rubrum 6C，兩種藥物輪流使用，每天4次，每次五粒。

痙攣性咳嗽

一位65歲女性每次去戲院時都會被痙攣性咳嗽困擾，當戲院內靜音時，她卻開始不斷的咳嗽，使她不得不離席。她平時就是一位有壓力及感情脆弱的人。

Ignatia amara 15C，每天4次，每次五粒。

表39

痙攣性咳嗽

痙攣性發作的咳嗽
Cuprum metallicum 9C，Drosera 15C
每天4次，每次五粒

黏液分泌物
Kali bichromicum 9C
每天4次，每次五粒

就寢前焦慮
Hyoscyamus niger 15C
睡前五粒

氣管嘶嘶聲（過敏）
Ipecac 9C
每天4次，每次五粒

當預期咳嗽時會緊張
Ignatia amara 15C
每天4次，每次五粒

白色纖細狀黏性黏液
Coccus cacti 6C
每天4次，每次五粒

不斷的劇咳，鼻涕倒流
Corallium rubrum 6C
每天4次，每次五粒

冷空氣引發
Rumex crispus 6C
每天4次，每次五粒

成人的壓力

運用順勢療法的原因：

◎全世界每四人終究有一人會受到壓力及行為失常的影響。

◎抗焦慮藥、抗憂鬱藥、鎮定劑以及安眠藥是最通常被使用的藥物，即使暫時有效，但不能一勞永逸。這些藥物針對壓力的原因並沒有預防性或特效性之療效。除此之外，這些藥物所產生的副作用，以及依賴性使其成績並不佳。

◎因此，順勢療法的目標，就是要更有效地經營健康保健，以盡量減少使用這些精神科的化學藥品。

順勢療法的優勢：

◎沒有副作用，沒有依賴性的風險。

◎預防性療程：第一線的順勢療法制止壓力變成慢性情況，並防止使用更重的療法之需求。

◎客製化療程：療程是依據病患個人的感覺以及造成壓力的特殊原因。順勢療法並不會消除造成壓力的原因，也不會消除所有的病症，但是藉由他們的反應模式可以幫助患者抗壓，並且能夠自我調適，而能接受自我。

◎全面性的視覺：臨床豐富問卷及談話，讓醫生能從病患的日常生活習慣中找出病症的共同點。病患可以全面性的了解其健康情況及個人行為；從而理解其壓力所占的真正空間。適當的飲食、保健品、充分的睡眠及運動，再配合順勢療法，將能幫助病患克服壓力，並維持健康的生活品質。

臨床使用建議：

◎除了一些特例外，最好是一開始就只用順勢療法，醫生才能評估出病患的特定反應。若有需要，將再與對抗治療的藥物合併使用，此舉將能縮短病患使用對抗療法藥物的劑量與服用時間。
◎順勢療法也適合治療benzodiazepine戒斷症候。
◎如果病患需要接受心理治療，順勢療法有助於其履行及效果。

順勢療法製劑工具箱：

成人臨時壓力：

Gelsemium sempervirens 15C，每天5粒

◎預期的焦慮會癱瘓行為

◎顫抖、眩暈、複視，腹瀉意

◎痴迷、記憶力減退

Ignatia amara 15C，每天5粒

◎所有感官過度敏感，也過度易激動，引發大量不同的感覺

◎喉嚨有硬塊阻塞感、腹部心窩處硬結感、痙攣或抽筋

◎疼痛感屬非常侷限的疼痛，如同「釘子」，而抽搐、痙攣或突發性咳
　嗽均在情緒驚動時出現 ，但當注意力轉移時，發作會消失

Aconitum napellus 15C，每天5粒

◎驚慌、突發恐懼，造成心悸、面色發紅、及迫在眉睫的危險感覺

Argentum nitricum 15C，每天5粒

◎針對有恐懼症並有腸胃失調症的病患

◎機能性腹瀉、胃灼熱

◎憂慮加劇惡化所有這些失常症狀，及併發抽搐、發音困難、眩暈等症
　狀

臨床病例：

一位30多歲女性無法搭地鐵，她害怕其「驚恐發作」會毫無預警的發作。她會在沒有任何明顯原因下突然臉潮紅、心跳加速、並感到劇烈地焦慮不安和無法控制的恐懼。

Aconitum napellus 15C，每天5粒，發作跡象初期即服用，可反覆服用。

一位年輕女性有婚姻的問題，也在工作上碰到的困難，都更加重了她的先天性敏感精神。遇見任何小問題時，喉嚨就有硬塊的感覺、胃痙攣、頭痛如同「頭上釘了一根釘子」等。情緒陰晴不定、哭鬧大笑於注意力轉移的同時忽然消失，但一想起原來困擾她的事情就又馬上恢復原狀。

Ignatia amara 15C，每天早上五粒，需要時，可重複服用。

一位焦慮年輕男性，一個月來都在擔心他的SAT測驗。恐懼癱瘓了他的正常行為，他先無法集中注意力、記憶力也受影響；頭痛使他無法攻讀、睡眠受影響，他害怕睡不好而影響到他第二天的唸書效率，這更惡化了他的失眠症。在學校考試進行中，他有癱瘓的感覺、顫抖、胃痛並有大量的腹瀉。

Gelsemium sempervirens 15C，每天早上5粒，需要時，可重複服用。
在他準備考試期間可以持續服用此處方。

一位**50歲男性**害怕搭飛機，每次旅行都會使他焦慮，加重其恐懼本性及腸胃不適等症狀。因為怕遲到，他永遠會早兩小時到達機場，快速的登記後就須衝進洗手間。打嗝、胃灼熱、機能性腹瀉，伴隨著他個人的恐懼症情緒（眩暈），而永遠匆促的他，不斷的從一個話題跳到另一個話題，永不休止。

Argentum nitricum 15C，每天早上5粒，需要時，可重複服用。

表40

成人的壓力

每天5粒，發作時，可重複服用

壓力造成行為癱瘓

Gelsemium 15C

壓力造成焦躁

Argentum nit. 15C

壓力使得病患過度敏感
及過度反應

Ignatia 15C

壓力造成驚恐緊張

Aconitum 15C

蕁麻疹（急性）

運用順勢療法的原因：

◎即使使用很有效的對抗療法藥物，急性蕁麻疹仍可能變得持久性的，
　但是順勢療法可以縮短進展。
◎病況雖然有很多不同原因，但是共同點只有一個基本的病症：就是風
　疹丘疹。
◎順勢療法可以預防昆克水腫（血管性水腫）或全身性皮疹等的惡化。

順勢療法的優勢：

◎順勢療法藥物的選擇視急性期蕁麻疹的症狀及病理生理學。
◎針對復發性的蕁麻疹，順勢療法藥物的選擇須依據病患的特殊敏感體
　質，此細節不在此敘述。

臨床使用建議：

◎藥物必須在急性發作初期時使用。
◎對有過敏及非常敏感的病患，須避免下列食物：
　(1)含有大量組織胺（histamine）的食物，如番茄、貝類海鮮。
　(2)會釋放大量組織胺（histamine）的食物，如草莓、魚類。
　(3)含有大量酪胺（tyramine）的食物，如巧克力、瑞士乳酪。

順勢療法製劑工具箱:

Apis mellifca 15C,每30分鐘5粒,症狀改善後可加長服用間隔。

◎粉紅色水腫,丘疹

◎眼部及生殖器官周圍水腫

◎在聲門及呼吸道黏膜水腫會產生危險性

◎刺痛及灼燒感

◎二度感染、急性化膿

◎輕觸即感到非常疼痛

Histaminum 30C,每天3次,每次5粒

◎病理生理反應為釋放組織胺,就如其他過敏症及發炎的中介物

Urtica urens 15C,每30分鐘5粒,症狀改善後可加長服用間隔

◎水腫顏色比**Apis mellifica**之水腫顏色淡

◎不能忍受的搔癢

◎通常和食物有關

蕁麻疹(急性)

臨床病例：

一位34歲女性在吃過海鮮及魚後，主訴急性蕁麻疹：多數大片淡色丘疹，且非常搔癢。

Histaminum 30C，每天3次，每次5粒

同時服用：Urtica urens 15C，每30分鐘5粒，待症狀改善後再加長服用間隔，但治癒前，維持每天至少服用3次。

一位23歲男性有過敏體質，主訴沒有任何原因的急性蕁麻疹。

Histaminum 30C，每天3次，每次5粒

同時服用：Apis mellifica 15C，每30分鐘5粒，待症狀改善後再加長服用間隔，但治癒前，維持每天至少服用3次。

表41

蕁麻疹（急性）

Histaminum 30C

每30分鐘服用5粒

粉紅色水腫
並有刺痛及灼熱的感覺

Apis mellifica 15C

淡色水腫並有劇烈地搔癢
（通常食物引起）

Urtica urens 15C

蕁麻疹（急性）

靜脈曲張性潰瘍

運用順勢療法的原因：

◎隨著人口老化增加，發生靜脈曲張潰瘍的機率也漸漸增加。

◎這個病症可能是局部，甚至是全身性感染的第一步。

◎順勢療法配合著局部的治療，將促進傷口的正常癒合。

順勢療法的優勢：

◎順勢療法有幾個目標；使疼痛減輕、加速癒合、迅速停止併發感染、
並使傷口止濕回乾。

臨床使用建議：

◎順勢療法配合傳統局部治療會有相輔相成的功效。繃帶襪或是包紮繃
帶也可使用。

◎對於慢性靜脈功能不足（CVI）的病患，這些藥物也可能有所幫助。

◎此書詳細介紹的治療方式會幫助大多數靜脈曲張性潰瘍病患快速治
癒。

◎在某些情況下，有可能必須使用一些長期的療程，此細節不在此敘
述。

◎療程必須繼續直到傷口癒合為止。

順勢療法製劑工具箱：

Arnica Montana 5C，每天2次，每次5粒

◎此藥物對毛細管有很大的親合力，故全面性的使用於靜脈曲張性潰瘍

Arsenicum album 9C，每天2次，每次5粒

◎靜脈曲張性潰瘍並有惡臭，刺激性的分泌物

◎病患感覺似灼傷痛，夜間尤其更嚴重，但使用溫熱敷會改善

Carbo vegetabilis 9C，每天2次，每次5粒

◎病患有非活動性的靜脈曲張性潰瘍

◎腿部發冷發紺

◎病患感覺似灼傷痛

Fluoricum acidum 9C，每天2次，每次5粒

◎潰瘍只有輕微的疼痛

◎傷口周邊硬化及發炎的症狀

◎傷口周圍皮膚變得乾燥和粗造

Hepar sulphur 15C，每天2次，每次5粒

◎適合潰瘍傷口二度感染，並大量化膿的分泌物

◎潰瘍處非常的疼痛

Kali bichromicum 9C，每天2次，每次5粒

◎潰瘍傷口深、邊緣乾淨，被青綠色纖維外層覆蓋著

Secale cornutum 5C，每天2次，每次5粒

◎病患小動脈潰瘍

◎選擇此藥物全面性的專用於治療這種潰瘍

臨床病例：

一位**75歲女性**靜脈曲張性潰瘍已經數月了，在過去幾天，她的衣服被惡臭以及化膿滲出的分泌物污染，潰瘍非常疼痛尤其是換藥時。灼熱，只有多穿幾雙襪子才能稍微舒緩。
Arnica Montana 5C，每天2次，每次5粒。
Arsenicum album 9C，每天2次，每次5粒。
Hepar sulphur 15C，每天2次，每次5粒。

一位**80歲病患**主訴其足踝周圍有潰瘍，此病患有慢性靜脈機能不全及周邊小動脈病變。傷口非活動性外表，病患下支有發紺現象。使用杜普勒超音波掃描發現動脈較細、靜脈功能不足。
Arnica Montana 5C，每天2次，每次5粒。
Carbo vegetabilis 9C，每天2次，每次5粒。
Secale cornutum 5C，每天2次，每次5粒。

一位**65歲女性**有傷口變成潰瘍。傷口很深、形狀呈圓形，像是被撞擊打進的傷口，基層被青綠色粘稠纖維狀覆蓋。
Arnica Montana 5C，每天2次，每次5粒。
Kali bichromicum 9C，每天2次，每次5粒。

一位**78歲女性**靜脈曲張性潰瘍已數月。皮膚變乾燥和粗造，傷口發炎中並有硬的邊緣。潰瘍處搔癢，因此被抓得更嚴重。
Arnica Montana 5C，每天2次，每次5粒。
Fluoricum acidum 9C，每天2次，每次5粒。

表42

靜脈曲張性潰瘍

Arnica montana 5C
Secale cornutum 5C
一天2次，每次5粒

燒灼潰瘍
排出惡臭

Arsenicum album 9C

表面潰瘍
腿發紫

Carbo vegetabilis 9C

規則形狀潰瘍
有髒的纖維殘留

Kali bichromicum 9C

遭到感染

Hepar sulphur 15C

潰瘍周邊有硬塊，癢疹

Fluoricum acidum 9C

靜脈疾病和表淺血栓性靜脈炎

運用順勢療法的原因：

◎40歲的女性，每五位就有一人患靜脈曲張，而40歲的男性，每15位有一位。靜脈病變病例漸漸已影響到更年輕的族群。

◎治療性藥物已經相當多，特別是草藥，但是每一種都會有其限制。順勢療法針對靜脈功能不足之疼痛以及表淺血栓性靜脈炎之炎症，顯得特別有療效。

順勢療法的優勢：

◎順勢療法，為靜脈功能不全的功能性症狀帶來快速緩和的療效。

◎對疼痛有療效。

◎這療法對表淺血栓性靜脈炎的炎症及肌肉的抽搐，雖然不全和本章所討論的有關。但是這種屬神經性症候因慢性靜脈功能不足而造成的，順勢療法卻有難以置信的功效。

臨床使用建議：

◎對下肢飽受慢性靜脈功能不足折磨的病患，健康的生活是很重要的。
　其包含休息時將腿部抬高、運動、減輕體重等。
◎順勢療法可用於配合緊縮式襪子或硬化治療的補助治療，可當作第一
　線的治療。
◎以下介紹的治療適於治療大多數靜脈功能不足，或表淺靜脈血栓性靜
　脈炎的病患。

順勢療法製劑工具箱：

Apis mellifica 15C，每天4次，每次5粒

◎針對任何部位的浮腫都有療效，**Apis mellifica**可以減少靜脈周邊水腫

Belladonna 9C，每天4次，每次5粒

◎明顯的發炎跡象： 發紅、發熱、腫脹、疼痛

◎於血栓性靜脈炎的初期時就要使用

Cuprum metallicum 9C，每天2次，每次5粒

◎腿和足部肌肉抽搐

Hamamelis virginiana 6C，每天2次，每次5粒

◎麻木及靜脈腫脹感，加熱更惡化

◎容易瘀傷

◎每天傍晚雙腿腫脹沉重

Lachesis mutus 9C，每天2次，每次5粒

◎靜脈血管特別敏感

◎血栓靜脈炎表皮呈紫藍色

◎加熱更惡化

Vipera redi 9C，每天2次，每次5粒

◎雙腿腫脹，疼痛

◎靜脈周邊發炎造成的疼痛會因雙腿懸掛時或病患坐下時更加劇烈，而
雙腿抬高即會改善

◎觸診靜脈曲張處及大隱靜脈整條血管會很痛

◎此藥是全面性開立為治療所有血栓性靜脈炎

Zincum metallicum 9C，每天2次，每次5粒

◎不寧腿症候群

◎夜晚抽筋

◎酒後症狀加劇惡化

臨床病例：

一位年輕女性下肢慢性靜脈功能不全，在長時間工作站立後疼痛更加劇。她的腿和腳踝，熱天時會腫脹併發足踝周邊水腫。她下肢麻木及靜脈似爆裂發脹的感覺。沿著靜脈觸診感到很痛。
Hamamelis virginiana 6C，Vipera redi 9C，每天早晚各服5粒。夏季連續服用。

一位50歲女性患不寧腿症候群，同時在夜間腿和足會抽搐。喝酒後病症會惡化，即使是很少量的酒。
Zincum metallicum 9C，Cuprum metallicum 9C，每天早晚各服5粒。

一位65歲女性下肢患有表淺血栓靜脈炎。診察發現其靜脈血栓發熱、十分疼痛、腫脹，並有一些明顯的水腫。位於腿部比較高處，出現靜脈擴脹，紫青色表皮。
Belladonna 9C，Apis mellifica 15C，每2小時，輪流各服5粒，情況改善後可加長服用間隔。
Vipera redi 9C，每天2次，每次5粒。
Lachesis mutus 9C，每天2次，每次5粒。
這兩種藥須連續服用數月。

表43

靜脈疾病和表淺血栓性靜脈炎

下肢慢性靜脈功能不全

Hamamelis virginiana 6C

Vipera redi 9C

每天早晚各服5粒

抽筋

Cuprum metallicum 9C

Zincum metallicum 9C

每天早晚各服5粒

血栓性靜脈炎和靜脈周邊炎

Vipera redi 9C

Lachesis mutus 9C

每天2次，每次5粒，連續幾個月

 +

水腫

Apis mellifica 15C

每2小時服用5粒

發炎

Belladonna 9C

每2小時服用5粒

外陰陰道炎

運用順勢療法的原因：

◎順勢療法能成功治癒那些已經嘗試過許多種不同的治療方式的外陰道
　炎，也有預防性的療效。

◎局部性治療不會干擾到正常的陰道細菌群。

順勢療法的優勢：

◎使用局部治療或口服藥，順勢療法都能夠有效地治療外陰陰道炎的發
　作。

◎順勢療法較傳統療法溫和，因此孕婦和哺乳的母親都可以安全使用。

◎順勢療法可減少復發的次數，從而減低了使用傳統療法的需求。

臨床使用建議：

◎配合一般衛生措施，順勢療法能有效的預防病症復發。

◎如果一般口服或局部治療合併使用順勢療法，病患會更快得到痊癒。

◎口服順勢藥可與局部性治療藥同時使用。含有Calendula（金盞花）成
　分的陰道栓劑，具有抗菌，及癒合傷口的特性。

順勢療法製劑工具箱：

Apis mellifica15C，每天3到5次，每次5粒

◎陰道搔癢，有刺痛，用冷水沖洗可減輕刺痛

◎陰道水腫

◎粉紅色黏膜

◎過敏原因比較多

Belladonna 9C，每天3到5次，每次5粒

◎外陰部搔癢，有灼熱感覺

◎外陰非常紅

外陰道炎並有白帶：

Candida albicans 15C，每週1次，每次10粒

◎對患有復發性念珠菌感染

◎此療程可與局部益生菌治療法混合使用（陰道栓劑，陰道子宮套等）

Helonias 9C，每天3次，每次5粒

◎白帶，類似凝固的牛奶，並有辛辣氣味。

◎陰道抹片經常呈現白色念珠球菌。

Hydrastis 9C，每天3次，每次5粒

◎黃色、黏稠、纖細的分泌物

◎常發生於青少女

Kreosotum 9C，每天3次，每次5粒

◎刺激性黃綠色分泌物，並有惡臭氣味

◎併發外陰灼燒和刺激性的痛，小便時尤其會加劇

局部治療：

Yeastaway®，陰道栓劑，每天一劑，連續6日

臨床病例：

一位年輕女性急診主訴她穿過花邊內褲後，患有外陰部搔癢。她並沒有分泌物但是廣泛的水腫而粉紅色的黏膜。

Apis mellifica 15C，每天3到5次，每次5粒。

一位病患主訴外陰搔癢及外陰部發炎疼痛。診察發現黏膜非常紅並且發炎。

Belladonna 9C，每天5次，每次5粒。

一位26歲病患有外陰陰道發炎並有白帶。分泌物呈現凝固的牛奶狀因而疑似白色念珠菌感染。陰道抹片證實有白色念珠菌。

Helonias 9C，每天3次，每次5粒。

Yeastaway®，每晚使用栓劑，連續6日。

這位病患經常復發白色念珠菌陰道炎。

我們建議：

Helonias 9C，每天5粒，至少3個月。

Candida albicans15C，每天5粒，至少3個月，之後每週10粒，至少3個月。

一位病患有外陰陰道發炎已5天了，分泌物為黃色纖細的。陰道抹片顯示陰道菌群失衡。

Hydrastis 9C，每天3次，每次5粒。

外陰陰道炎

一位**年輕女性**因外陰陰道發炎而求診，分泌物非常刺激又灼熱，小便時尤其加劇。陰道抹片顯示細菌感染性陰道炎。

Kreosotum 9C，每天3次，每次5粒。

作爲一般傳統治療的補充藥物。

表44

外陰陰道炎

發炎性 及 充血性的症狀
每天3次，每次5粒

外陰腫脹，粉紅色黏膜
搔癢並刺痛

Apis mellifica 15C

外陰道發紅，強烈地灼熱
Belladonna 9C

白帶
每天3次，每次5粒

白色白帶看似凝固的牛奶
疑似白色念珠菌感染

Helonias 9C

刺激性黃綠色分泌物
惡臭氣味

Kreosotum 9C

黃色黏稠的纖細狀分泌物
Hydrastis 9C

局部的治療
Yeastaway®
每晚陰道栓劑，連續6日

預防復發（3個月療程）
Helonias 9C，每天5粒
Candida albicans 15C，每週10粒

疣

運用順勢療法的原因：

◎為使用非侵入性而有效的治療，是不同於其他治療方法，如電燒或是冷凍療法。

◎如果持續使用3個月後，疣尚未消失，就必須經由皮膚科醫師切除。順勢療法可以避免其復發。

順勢療法的優勢：

◎治療法須依據疣的外形：

(1)角質化

(2)呈黃色

(3)半透明

◎以及疣的分布：

(1)腳部

(2)手部

(3)臉部

(4)後背

臨床使用建議：

◎治療應該持續使用一整月，之後重複使用2次，而2次間須隔一週的
治療空窗期。

◎即使由皮膚科醫師治療過，仍應該使用順勢療法連續6個月以避免疣
的復發。

疣

順勢療法製劑工具箱：

Antimonium crudum15C，每天2次，每次5粒

◎硬化角狀的、角化過度的疣

◎常發生在手上及腳底（腳底疣）

Calcarea carbonica 15C，每天2次，每次5粒

◎單一、硬質、圓形疣

◎腳底疣

Causticum 15C，每天2次，每次5粒

◎硬皮、大型或是帶蒂疣，容易有流血傾向

◎常發生在指甲下、鼻尖、嘴唇及眼瞼

◎對老年人的疣特別有效

Dulcamara 15C，每天2次，每次5粒

◎平坦，透明的疣，經常出現於手背或是臉部

◎另外可能的外型 ：背部的大型、柔軟、棕色的疣

Ferrum picricum 15C，每天2次，每次5粒

◎群狀微小及點狀的疣

◎常出現於腳底

Graphites 15C，每天2次，每次5粒

◎指甲周邊出現角狀疣

Natrum muriaticum 15C，每天2次，每次5粒

◎於手指皺摺上及前額皺紋的疣

Nitricum acidum 15C，每天2次，每次5粒

◎金黃色疣，疣的周圍皮膚變金黃色

◎龜裂、疼痛的疣，而一碰觸即會流血

Thuja 30C，每週一次，10粒

◎如果需要深入又持久的療效，此藥是不可缺的

◎應用於治療疣的原因是，這種良性腫瘤有又慢又長的逐漸發展時間

疣

臨床病例：

一位**38歲女性**有腳底疣。有些角化過度的，像花朵。其餘的很痛，而且龜裂，容易流血。

Thuja 30C，每週10粒。

Antimonium crudum 15C，每天2次，每次5粒。

Nitricum acidum 15C，每天2次，每次5粒。

連續服用3個月。

一位**74歲男性**鼻尖、嘴唇周圍及眼瞼上都有疣，手上有角狀疣。

Thuja 30C，每週10粒。

Antimonium crudum15C，每天2次，每次5粒。

Causticum 15C，每天2次，每次5粒。

連續服用3個月。

一位**16歲少年**左腳大拇指底部的前端有一群小點狀疣。

Thuja 30C，每週10粒。

Antimonium crudum15C，每天2次，每次5粒。

Ferrum picricum 15C，每天2次，每次5粒。

連續服用3個月。

一位**29歲女性**右手，手掌有兩顆疣。同一隻手的第二和第三手指近端關節皺摺上，另有兩顆疣。

Thuja 30C，每週10粒。

Antimonium crudum 15C，每天2次，每次5粒。

Natrum muriaticum 15C，每天2次，每次5粒。

連續服用3個月。

疣

表45

疣

所有角質化過度的疣
Thuja 30C，每週10粒
Antimonium crudum 15C 每天2次，每次5粒

生長在腳底疣
每天2次，每次5粒

呈黃色、裂開、疼痛
Nitricum acidum 15C

小型、點狀、群狀
Ferrum picricum 15C

單一硬化、圓形狀
Calcarea carbonica 15C

生長於指甲部位
每天2次，每次5粒

指甲周圍
Graphites 15C

指甲底下
Causticum15C

國家圖書館出版品預行編目資料

順勢療法治療學／Jacques BOULET, MD Antoine DEMONCEAUX, MD
Fabienne DONNER, MD Yves LEVEQUE, MD著，林元郁醫師、苑芝珊
醫師、鄭素珠醫師、陸昱成醫師、蔡幸文醫師譯. --初版.一台北市：
台灣百醫能生技出版部，民99.1
    面：　公分.
ISBN 978-986-85848-1-5（平裝）
1.順勢療法
418.995   98023593

Homeopathy（1）

順勢療法治療學

作　　者　Jacques BOULET, MD Antoine DEMONCEAUX, MD
　　　　　Fabienne DONNER, MD Yves LEVEQUE,MD
譯　　者　林元郁醫師、苑芝珊醫師、鄭素珠醫師、
　　　　　陸昱成醫師、蔡幸文醫師（依筆劃順序）
發 行 人　楊景翔
出　　版　台灣百醫能生技有限公司 出版部
　　　　　台北市仁愛路三段25號7樓之1
　　　　　電郵：jason@bio-living.com
設計編印　白象文化事業有限公司
經銷代理　白象文化事業有限公司
　　　　　412 台中市大里區科技路 1 號 8 樓之 2（台中軟體園區）
　　　　　出版專線：（04）2496-5995　　傳真：（04）2496-9901
　　　　　401 台中市東區和平街 228 巷 44 號（經銷部）
　　　　　購書專線：（04）2220-8589　　傳真：（04）2220-8505
印　　刷　基盛印刷工場
初版一刷　2010年1月
二版一刷　2012年5月
二版二刷　2016年8月
二版三刷　2020年8月
定　　價　380元

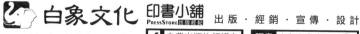